高级卫生专业技术资格考试用书
呼吸内科学模拟试卷（一）

主　编　毕丽岩

编　者　（按姓氏笔画排序）

于丽艳　　王　帅　王红微

付那仁图雅　毕丽岩　刘艳君

齐丽娜　　孙石春　孙秀娜

李　东　　张　彤　董　慧

中国协和医科大学出版社

北　京

模拟试卷（一）

一、单选题（以下每道考题有5个备选答案，请选择1个最佳答案）

1. 肺气肿时，心脏浊音界的改变多为（　）。
   A. 心浊音界向左扩大
   B. 心浊音界缩小
   C. 心浊音界向右扩大
   D. 心浊音界向两侧扩大
   E. 以上都不对

2. 急性肺脓肿最具特征的症状是（　）。
   A. 咳嗽
   B. 畏寒高热
   C. 呼吸困难
   D. 咳大量脓臭痰
   E. 咯血

3. 与原发性肺脓肿发病有关的因素不包括（　）。
   A. 病原菌
   B. 呼吸道防御功能降低
   C. 误吸
   D. 糖尿病
   E. 鼻咽口腔化脓病灶

4. 运动激发试验主要用于（　）的诊断。
   A. 哮喘
   B. 心律失常
   C. 心肌梗死
   D. 肺心病
   E. 慢性阻塞性肺疾病（COPD）

5. 人体浅表淋巴结的直径为（　）。
   A. 0.2~0.5cm
   B. 1.0~1.5cm
   C. 0.2~0.3cm
   D. 0.5~1.0cm
   E. 0.1~0.5cm

6. 稀释哮喘持续状态患者痰液的首要方法是（　）。
   A. 体位引流
   B. 大剂量抗生素
   C. 应用祛痰剂
   D. 应用支气管扩张剂
   E. 补液纠正失水

7. 纵隔积气的原因及其X线征象是（　）。
   A. 颈部手术及创伤、食管气管破裂以及纵隔心脏手术后
   B. 间质性肺水肿，空气沿支气管血管周围间隙而进入纵隔
   C. 胸片显示纵隔两侧边缘有气带存在，上至颈部，下达膈，胸骨后透亮度明显增强
   D. 纵隔器官轮廓模糊
   E. 以上都正确

8. 咳嗽性晕厥的特点为（　）。
   A. 伴有血钙降低
   B. 伴有贫血
   C. 伴有低血糖
   D. 见于有慢性肺部疾病者剧烈咳嗽后发生
   E. 伴有血压升高

9. 哮喘严重发作时，下列哪项是通气不足的可靠指标（　）。
   A. 动脉血氧分压（PaO_2）$<60mmHg$
   B. 动脉血 CO_2分压（PaO_2）$>50mmHg$

C. 弥漫性哮鸣
D. 明显发绀
E. 呼气性呼吸困难

10. 对支气管哮喘急性发作患者进行血气分析，其中 $PaCO_2$ 增高提示（　）。
A. 病情好转
B. 无临床意义
C. 出现呼吸性碱中毒
D. 出现心力衰竭
E. 病情恶化

11. 茶碱类治疗支气管哮喘的作用机制是（　）。
A. 磷酸二酯酶抑制剂
B. 胆碱能 M 受体阻滞剂
C. 肾上腺素能 α 受体阻滞剂
D. 肾上腺素能 β 受体兴奋剂
E. 过敏介质阻滞剂

12. 外源性哮喘最容易在何时发作（　）。
A. 受凉感冒后
B. 夏季游泳后
C. 冬季滑雪后
D. 春暖花开踏青时
E. 秋游归来时

13. 慢性肺源性心脏病急性加重时，使用利尿剂可能引起（　）。
A. 低钾低氯性碱中毒
B. 稀释性低钠血症
C. 呼吸性酸中毒合并代谢性酸中毒
D. 呼吸性碱中毒合并代谢性酸中毒
E. 代谢性酸中毒

14. 支气管囊状扩张的特征为（　）。
A. 轨道征
B. 肺纹理增多
C. 卷发样阴影
D. 支气管壁影
E. 晕轮征

15. 对于Ⅱ型呼吸衰竭的患者，最适宜的吸氧浓度为（　）。
A. 25% ~35%
B. 35% ~40%
C. 51% ~60%
D. 10% ~20%
E. 15% ~20%

16. 单独使用大环内酯类抗生素不能很好地控制重症社区获得性肺炎的病原是（　）。
A. 肺炎链球菌
B. 肺炎支原体
C. 军团菌
D. 肺炎衣原体
E. 炭疽

17. 关于慢性呼吸衰竭病理生理的特点，下列叙述不正确的是（　）。
A. 肺泡毛细血管氧分压下降
B. 肺泡毛细血管二氧化碳分压差增高
C. 肺泡氧分压下降
D. 动脉血二氧化碳分压增高
E. 肺泡二氧化碳分压增加

18. 缺氧患者最典型的症状是（　）。
A. 头痛
B. 呼吸困难
C. 发绀
D. 兴奋
E. 心率加快

19. 治疗急性呼吸窘迫综合征（ARDS）最有效的措施为（　）。
A. 迅速应用糖皮质激素
B. 应用呼气末正压通气
C. 持续低浓度吸氧

D. 持续高浓度吸氧
E. 应用正压机械通气

20. 慢性支气管炎并发肺气肿时，最早出现的病理生理改变是（　）。
A. 时间肺活量降低
B. 生理无效腔气量增大
C. 通气血流比例失调
D. 残气占肺总量百分比增加
E. 低氧血症

21. 下列哪项肺功能检查结果不符合阻塞性通气功能障碍（　）。
A. VC 减低或正常
B. RV 增加
C. TCL 正常或增加
D. FEV_1/FVC 减低
E. MMFR 正常

22. 下列抗结核药物中，不属于杀菌药物的是（　）。
A. 利福平
B. 链霉素
C. 异烟肼
D. 乙胺丁醇
E. 吡嗪酰胺

23. 对胸腔积液患者，胸穿抽出有臭味混浊液体，此时应该对胸液做何种检查以明了病因（　）。
A. 涂片革兰染色和抗酸染色检菌
B. 查瘤细胞
C. 需氧菌培养
D. 厌氧菌培养
E. 真菌培养

24. 慢性肺心病最常见的酸碱失衡类型是（　）。
A. 代谢性酸中毒
B. 代谢性碱中毒
C. 呼吸性酸中毒
D. 呼吸性碱中毒
E. 呼吸性碱平衡

25. 早期慢性支气管炎肺部 X 线表现是（　）。
A. 无特殊征象
B. 两肺纹理增粗、紊乱
C. 肺野透亮度增加
D. 膈肌下降
E. 胸部扩张、肋间隙增宽

26. 慢性支气管炎患者长期咳脓性痰，该患者合并以下哪种疾病较为多见（　）。
A. 支气管哮喘
B. 阻塞性肺气肿
C. 鼻窦病变伴支气管扩张
D. 活动性肺结核
E. 肺囊肿

27. 睡眠呼吸暂停低通气综合征是指每晚睡眠（7 小时）过程中呼吸暂停（　）。
A. 反复发作 30 次以上或睡眠呼吸暂停低通气指数（AHI）≥5 次/小时
B. 反复发作 20 次以上或睡眠呼吸暂停低通气指数（AHI）≥3 次/小时
C. 反复发作 20 次以上或睡眠呼吸暂停低通气指数（AHI）≥6 次/小时
D. 反复发作 30 次以上或睡眠呼吸暂停低通气指数（AHI）≥7 次/小时
E. 反复发作 10 次以上或睡眠呼吸暂停低通气指数（AHI）≥5 次/小时

28. 关于阻塞性肺气肿支气管炎型的临床表现，下列哪项是正确的（　）。
A. 发病年龄相对较轻
B. 多无发绀
C. 喘息明显，多呈持续性
D. X 线胸片呈肺纹理减少

E. 静息时 PaO_2轻度降低

29. 关于呼吸衰竭的治疗，下列哪项是不正确的（ ）。
A. 纠正缺氧
B. 改善通气
C. 强心、利尿
D. 纠正水、电解质紊乱
E. 纠正酸碱失衡

30. 下列关于慢性支气管炎的描述，错误的是（ ）。
A. 中年以上男性多见
B. 与吸烟有关
C. 不会伴发肺动脉高压症
D. 可继发阻塞性肺气肿
E. 常反复咳嗽、咳痰

31. 以下哪种疾病引起的呼吸衰竭属于泵衰竭（ ）。
A. 格林–巴利综合征
B. 肺栓塞
C. 重症支气管哮喘
D. 急性间质性肺炎
E. ARDS

32. 体内酸碱平衡调节因素不包括（ ）。
A. 血液
B. 肺
C. 肾
D. 组织细胞
E. 胃肠道

33. 有关免疫球蛋白和抗体，下列说法正确的是（ ）。
A. 免疫球蛋白就是抗体，二者具有相同的含义
B. 免疫球蛋白均为抗体，抗体不一定都是免疫球蛋白
C. 免疫球蛋白与抗体不同，二者也不相关
D. 抗体均为免疫球蛋白，而免疫球蛋白并不一定都是抗体
E. 抗体和免疫球蛋白只存在于血液和体液中，二者均具有免疫功能

34. 支气管哮喘持续状态伴酸中毒时，输入碱性溶液是因为（ ）。
A. 酸中毒影响抗生素的疗效
B. 酸中毒影响糖皮质激素的疗效
C. 酸中毒可降低支气管舒张剂氨茶碱的疗效
D. 酸中毒可使痰黏稠，壅滞肺部
E. 酸中毒导致电解质紊乱

35. 慢性支气管炎、肺气肿的主要症状，下列叙述哪项是错误的（ ）。
A. 反复咯血
B. 咳嗽
C. 活动后气短
D. 喘息
E. 咳白色黏痰

二、多选题（以下每道考题有 5 个备选答案，每题至少有 2 个正确答案）

1. 血气分析 pH 7.40 可能见于下列哪种情况（ ）。
A. 正常酸碱平衡
B. 代偿性酸中毒（代谢性或呼吸性）
C. 代偿性碱中毒（代谢性或呼吸性）
D. 呼吸性酸中毒合并代谢性碱中毒
E. 呼吸性碱中毒合并代谢性酸中毒

2. 机体酸碱平衡调节因素包括（ ）。
A. 肺

B. 血液缓冲系统
C. 肾
D. 心脏
E. 脾

3. 下列哪些X线胸片表现提示肺源性心脏病（　）。
A. 可有明显肺气肿或慢性肺部感染疾病征象
B. 肺动脉段突出，其高度≥5mm
C. 右心室增大
D. 右下肺动脉干横径≥15mm
E. 右下肺动脉干横径与气管横径之比≥1.07

4. 根据肺动脉平均压（PAPm）将肺动脉高压进行分级，正确的是（　）。
A. 轻度26~35mmHg
B. 正常≤25mmHg
C. 中度36~45mmHg
D. 重度>45mmHg
E. 极重度>55mmHg

5. 符合慢性肺心病急性加重期治疗原则的有（　）。
A. 积极处理并发症
B. 控制呼吸和心力衰竭
C. 纠正缺氧和二氧化碳潴留
D. 通畅呼吸道，改善呼吸功能
E. 积极控制感染

6. 以下选项中，ALI/ARDS的诊断标准有（　）。
A. 有ALI/ARDS的高危因素
B. 急性起病、呼吸频数和/或呼吸窘迫
C. 低氧血症
D. 胸部X线检查显示两肺浸润阴影
E. 肺毛细血管楔压（PCWP）≤18mmHg或临床上能除外心源性肺水肿

7. 高通气综合征是指（　）。
A. 急性发作期动脉血气pH增高
B. $PaCO_2$ <35mmHg
C. 不伴有低氧血症
D. 发作期过度通气激发试验阳性
E. 伴有低氧血症

8. 患者应用无创正压通气的基本条件有（　）。
A. 无影响使用鼻罩或面罩的面部创伤
B. 不需要气管插管保护
C. 能够耐受鼻罩或面罩
D. 血流动力学不稳定
E. 清醒能够合作

9. 下列关于肺心病的叙述，正确的是（　）。
A. 慢性肺心病多中年以后发病
B. 肺心病的并发症中病死率最高的是肺性脑病
C. 伴左心衰竭时，诊断应先排除影响左心室的疾病
D. 肺动脉高压早期，右心功能尚能代偿
E. 血容量增多及血黏度升高是引起肺动脉高压的主要因素

10. 经支气管镜介导腔内热烧灼治疗包括（　）。
A. 气道腔内微波治疗
B. 气道腔内近距离放射治疗
C. 气道腔内氩等离子体凝固治疗
D. 气道腔内高频电凝治疗
E. 气道腔内光动力治疗

11. 肺心病心力衰竭时可出现以下哪些常见症状和体征（　）。
A. 颈静脉怒张

B. 水肿
C. 肝肿大和压痛
D. 尿多
E. 咳粉红色泡沫状痰

12. 有关原发性肺脓肿，下列说法正确的是（ ）。
A. 因吸入口咽分泌物随带的细菌而感染
B. 为多种化脓性细菌的混合感染
C. 多数为厌氧菌属感染
D. 急性病例常有杵状指或肥大性肺性骨关节病
E. 慢性肺脓肿容易出现大咯血

13. 隐性感染同潜伏性感染的共同特征是（ ）。
A. 病原体仅限于人体内某一局部
B. 可不出现临床症状
C. 能经病原学和免疫学检测发现
D. 不断将病原体排出体外
E. 是主要的传染源

14. 肺动脉高压的胸部 X 线征象有（ ）。
A. 肺血流重新分布
B. 右肺下叶动脉增宽
C. 右肺下叶动脉横径与气管横径比值增大
D. 肺门宽度增加
E. 肺门胸廓指数增大

15. 关于支气管哮喘发作的临床表现，下列哪项正确（ ）。
A. 强迫端坐位
B. 出现严重呼气性呼吸困难
C. 大汗淋漓伴发绀
D. 语音震颤减弱
E. 干咳

16. 阻塞性通气不足时影响气道阻力的因素有（ ）。
A. 呼吸肌活动障碍
B. 胸廓和肺顺应性降低
C. 气道内径、长度和形态
D. 胸腔积液和气胸
E. 气流速度和形式（层流、湍流）

17. 关于流感的叙述，下列正确的是（ ）。
A. 由流行性感冒病毒引起
B. 临床表现以上呼吸道症状较重
C. 发热及全身中毒症状较重
D. 传染性强
E. 发热及全身中毒症状较轻

18. T 细胞的生物学功能包括（ ）。
A. 产生细胞因子
B. 直接杀伤靶细胞
C. 参与对病毒的免疫应答
D. 诱导抗体的类别转换
E. 介导 ADCC 效应

19. 关于右主支气管，下列叙述正确的是（ ）。
A. 长 2~3cm
B. 走行方向较垂直
C. 气管异物易经此入右肺
D. 较为细长
E. 约在第 5 胸椎体高度入右肺

20. 关于周围型肺癌的 X 线表现，下列叙述正确的是（ ）。
A. 圆形或类圆形病灶
B. 病灶密度高而均匀，边界清楚呈分叶状
C. 边缘有短毛刺或脐样切迹
D. 厚壁、偏心、内壁凸凹不平的空洞性病变
E. 内壁呈虫蚀样改变空洞

三、案例分析题（每个案例至少有3个提问，每个提问有多个备选答案，其中正确答案有1个或几个）

（1~3题共用题干）

女性，65岁。因确诊糖尿病8年，出现昏迷3小时入院。入院时血糖45mmol/L，经用胰岛素、补液、碳酸氢钠治疗6小时后，患者血糖为40.5mmol/L，仍有浅昏迷，继续用胰岛素、补液等治疗36小时后，意识清楚，血糖5.8mmol/L。动脉血气、电解质及肾功能见下表。

动脉血气、电解质及肾功能测定值表

测定时间	pH	$PaCO_2$ (mmHg)	PaO_2 (mmHg)	HCO_3^- (mmol/L)	K^+ (mmol/L)	Na^+ (mmol/L)	Cl^- (mmol/L)	BUN (mmol/L)	Cr (mmol/L)
入院时	7.22	25	90	10	5.2	148	102	5.0	140
入院6小时	7.40	40	80	24	4.2	146	90	4.9	106
入院36小时	7.36	40	90	22	4.8	138	100	5.1	98

1. 入院时动脉血气判断是（　）。
   A. 代谢性碱中毒
   B. 代谢性酸中毒
   C. 呼吸性碱中毒
   D. 呼吸性酸中毒
   E. Ⅰ型呼吸衰竭
   F. 无呼吸衰竭

2. 入院后6小时，动脉血气判断为（　）。
   A. 代谢性酸中毒
   B. 呼吸性碱中毒
   C. 无酸碱失衡
   D. 高AG代谢性酸中毒并代谢性碱中毒
   E. 无呼吸衰竭

3. 入院后36小时，动脉血气判断为（　）。
   A. 无酸碱失衡
   B. 代谢性酸中毒
   C. 呼吸性酸中毒
   D. 呼吸性碱中毒
   E. 无呼吸衰竭

（4~6题共用题干）

男性，60岁。肥胖，体重104kg，有高血压病及冠心病病史，有夜间睡眠打鼾及睡眠中憋醒现象，家属诉有睡眠中呼吸暂停情况。

4. 为明确诊断睡眠呼吸暂停综合征（SAS），需做下列哪项检查（　）。
   A. 肺功能
   B. 心脏彩超
   C. 24小时动态心电图
   D. 多导睡眠图
   E. 胸部CT

5. 患者做多导睡眠图监测。SAS是指（　）。
   A. 每晚7小时睡眠中，呼吸暂停反复发作20次以上或睡眠紊乱指数≥10
   B. 每晚7小时睡眠中，呼吸暂停反复发作30次以上或睡眠紊乱指数≥10
   C. 每晚7小时睡眠中，呼吸暂停反复发作30次以上或睡眠紊乱指数≥5
   D. 每晚7小时睡眠中，呼吸暂停反复发作25次以上或睡眠紊乱指数≥5
   E. 每晚10小时睡眠中，呼吸暂停反复发作30次以上或睡眠紊乱指数≥5

6. 下列叙述不正确的是（　）。
   A. 睡眠呼吸暂停是指睡眠时口和鼻气流

停止达10秒以上

B. 混合性睡眠呼吸暂停指一次呼吸暂停过程中，开始出现阻塞性呼吸暂停，随后出现中枢性呼吸暂停

C. 睡眠呼吸暂停综合征是指每晚7小时睡眠中，呼吸暂停反复发作30次以上或睡眠紊乱指数≥5

D. 睡眠紊乱指数是指平均每小时睡眠呼吸暂停次数加上低通气次数

E. 睡眠呼吸暂停综合征是指每晚7小时睡眠中，呼吸暂停反复发作20次以上或睡眠紊乱指数≥5

（7~10题共用题干）

男性，20岁。发热，体温最高39℃，干咳6日，伴咳痰3日，咳少量白色黏痰，偶有痰中带血。查体：面部潮红，右肺肩胛下区可闻及少许小水泡音。胸片示右侧肺野中内带可见斑片状密度增高影，边界不清。

7. 该患者可能的诊断为（　）。

A. COPD

B. 肺结核

C. 肺炎球菌肺炎

D. 军团菌肺炎

E. 支原体肺炎

8. 需要下列哪些检查以明确诊断（　）。

A. 血常规

B. 血培养

C. 痰培养

D. 军团菌抗体测定

E. 痰查抗酸杆菌

9. 若患者应用阿莫西林-克拉维酸足量静滴5日后，体温无明显下降，仍有咳嗽、咳少量白痰，复查X线胸片见原病灶明显扩大，患者下一步应采取哪种药物治疗（　）。

A. 继续应用阿莫西林-克拉维酸

B. 换用氨基糖苷类

C. 换用第二代头孢菌素类

D. 抗结核治疗

E. 换用大环内酯类

10. 若患者肺炎支原体抗体效价为1∶640，还可能出现哪些疾病（　）。

A. 心肌炎

B. 多形性红斑

C. 急性肾功能不全

D. 无菌性脑膜炎

E. 溶血性贫血

F. 急性肝衰竭

（11~18题共用题干）

男性，36岁。1周前醉酒后出现畏寒、发热，体温最高39.8℃，伴有咳嗽、咳较多黏液脓性痰，感右侧胸痛，与呼吸有关。在当地医院经静脉输液治疗无效，昨日出现咯血3次，为小口鲜血，每次量8~10ml，并感全身乏力、食欲减退明显，精神萎靡不振，遂住院进一步诊治。

11. 患者初步诊断主要应考虑哪些疾病（　）。

A. 细菌性肺炎

B. 肺癌

C. 肺脓肿

D. 支气管扩张

E. 肺结核

12. 为明确诊断，门诊接诊医师应首先完善哪些辅助检查（　）。

A. 血常规

B. 痰培养+药敏

C. 血培养+药敏

D. 痰涂片+细菌分类

E. 胸部X线检查

13. 血白细胞2×10^9/L，中性粒细胞0.91，胸片见右上肺团片状浓密阴影，其间见有小空腔，伴气液平面。该病例入院

后，最好采取以下哪些治疗措施（ ）。
A. 抗生素
B. 冰袋物理降温
C. 补液
D. 静注立止血
E. 营养支持

14. 痰涂片革兰染色见大量革兰阴性杆菌。对该病例，可选用的抗生素有哪些（ ）。
A. 头孢呋辛
B. 头孢曲松
C. 甲硝唑
D. 喹诺酮类
E. 头孢哌酮

15. 关于肺脓肿，以下说法哪些是正确的（ ）。
A. 根据感染途径不同，肺脓肿可分为吸入性、继发性和血源性 3 种类型，其中以血源性肺脓肿最为常见
B. 吸入性肺脓肿的发病部位与体位有关，仰卧位时好发于右上叶后段或下叶背段
C. 纤维支气管镜检查对肺脓肿的诊断与治疗意义有限
D. 肺部邻近器官的化脓性病变可引起肺脓肿
E. 血源性肺脓肿肺部多无阳性体征

16. 肺脓肿需和哪些疾病鉴别（ ）。
A. 细菌性肺炎
B. 支气管肺癌
C. 支气管扩张
D. 空洞性肺结核继发感染
E. 肺囊肿继发感染

17. 肺脓肿的主要治疗措施有哪些（ ）。
A. 抗生素治疗
B. 经纤维支气管镜冲洗及吸引
C. 支气管舒张药
D. 祛痰药
E. 体位引流

18. 对肺脓肿的治疗，以下不正确的有哪些（ ）。
A. 血源性肺脓肿可选用耐 β-内酰胺酶的青霉素类或头孢菌素类，也可选用万古霉素
B. 抗生素疗程一般为 4～8 周，直至 X 线胸片空洞和炎症消失，或仅有少量的残留纤维化为止
C. 肺脓肿病程超过 3 个月，经内科治疗脓腔不缩小者可考虑行手术治疗
D. 吸入性肺脓肿多为厌氧菌感染，一般均对青霉素敏感
E. 对脓腔直径超过 5cm 估计不易闭合者，可首选经胸壁插入导管引流

（19～24 题共用题干）

男性，50 岁。发热、咳嗽近 2 周，痰少且色偶黄，伴胸闷。2 日来因出现咯血就诊，多为满口鲜血，每日约 450ml。查体：右上肺叩浊，呼吸音低，闻及湿啰音。胸片示右肺上叶实变伴空洞形成，空洞直径约 2.5cm，洞壁光整，未见液平。

19. 本病例初步诊断首先考虑（ ）。
A. 真菌性肺炎伴脓肿形成
B. 肺脓肿
C. 肺癌伴癌性空洞
D. 肺囊肿继发感染
E. 肺结核

20. 本病考虑为肺结核，对本例明确诊断有价值的辅助检查是（ ）。
A. 痰找抗酸杆菌
B. 防污染样本毛刷采集标本
C. 结核菌素反应

D. 支气管肺泡灌洗液
E. 经支气管肺活检标本

21. 经上述检查，如果仍没有确诊证据，但倾向于肺结核，而肺癌不能排除。临床处理应采取（　）。
A. 不做特殊处理，严密医学观察
B. 试验性抗结核治疗不短于 3 个月
C. 试验性抗结核治疗 1 个月，随访胸片和有关检查
D. 手术治疗
E. 抗结核化学治疗联合小剂量抗癌化学治疗

22. 患者最终确诊为肺结核，给予抗结核化学治疗。肺结核的化疗原则有（　）。
A. 标准
B. 短程
C. 间歇
D. 联合
E. 督导

23. 此患者化疗方案选择（　）。
A. 2HRZE/4HR
B. 3SH/15HE
C. 2SHREE/4HS
D. 3HRZ/1SHR
E. 4HRZ(E)/2HR

24. 患者经治疗病情好转，要求出院，对患者的宣传与忠告最重要的应是（　）。
A. 注意休息
B. 加强营养
C. 家中饮食、起居隔离
D. 服从治疗，全程规律用药
E. 最好住入疗养院

（25~33 题共用题干）

女性，34 岁。哮喘史 10 年，近 1 年来反复发作，午夜或清晨时易发作，春季和梅雨季节尤其好发。查体：一般叙述病史连贯而无气急，两肺散在哮鸣音。

25. 下列哪种药物可长期使用，并预防夜间发作（　）。
A. 氨茶碱
B. 喘定（二羟丙茶碱）
C. 胆茶碱
D. 茶碱缓释片
E. 复方氨茶碱

26. 通过调节 LT 的生物活性而发挥抗炎作用，同时也具有舒张支气管平滑肌作用的药物是（　）。
A. 沙丁胺醇
B. 福莫特罗
C. 异丙托溴铵
D. 扎鲁司特
E. 布地奈德

27. β_2受体激动剂的不良反应有哪些（　）。
A. 手抖、肌颤
B. 恶心、头痛
C. 心悸
D. 失眠
E. 健忘

28. 下列哪种药物预防哮喘发作最为有效（　）。
A. 马来酸氯苯那敏（扑尔敏）
B. 酮替芬（噻哌酮）
C. 氯雷他定（克敏能）
D. 吸入激素
E. 西替利嗪（仙特明）

29. 哮喘防治指南明确提出，哮喘治疗中激素和 β 受体激动剂首选给药途径是（　）。
A. 静脉给药

B. 口服给药
C. 吸入给药
D. 皮下给药
E. 以上均不对

30. 关于哮喘的吸入疗法，下列说法正确的是（ ）。
A. 吸入给药可以增加局部药物浓度
B. 吸入疗法增加疗效，减少不良反应
C. 规律使用吸入糖皮质激素控制哮喘慢性气道炎症
D. 按需吸入 β 受体激动剂控制哮喘症状
E. 吸入疗法在目前临床普及率高

31. 有关糖皮质激素治疗哮喘的作用机制，下列说法不正确的是（ ）。
A. 激素可使外周血 EOS 数量减少和活性下降
B. 使炎性介质释放减轻，气道 EOS 浸润增加
C. 可抑制 T 淋巴细胞活化
D. 增加气管平滑肌对 $β_2$受体激动剂的反应性
E. 减少气道毛细血管的渗出

32. 患者希望通过参加慢跑增强体质，应给患者的劝告是（ ）。
A. 运动易诱发哮喘，不能参加运动
B. 可以参加，但不鼓励
C. 可参加，运动前服用氨茶碱
D. 可参加，运动前吸入异丙托溴铵
E. 鼓励参加，但运动前可吸 $β_2$受体激动剂

33. 患者已妊娠 2~3 个月，应该采取的措施是（ ）。
A. 继续妊娠，可用氨茶碱、丙酸倍氯米松等预防发作或控制症状
B. 劝其终止妊娠
C. 激素绝对禁忌
D. 分娩方式采取剖宫产
E. 尽量不用药，防止药物影响胎儿

（34~39 题共用题干）

男性，62 岁。吸烟史 33 年，慢性咳嗽、咳痰 15 年，气急 3 年，呈逐渐加重趋势，胸片示肋间隙增宽、双肺透亮度增加，两下肺纹理乱。

34. 最可能的诊断是（ ）。
A. 支气管扩张
B. 慢性支气管炎
C. 慢性阻塞性肺疾病
D. 肺炎
E. 支气管哮喘

35.（提示：患者来院就诊，问医师自己是否患了慢性支气管炎和慢性阻塞性肺气肿）关于慢性支气管炎的诊断必备条件下列哪项是正确的（ ）。
A. 慢性咳嗽、咳痰或伴喘息
B. 每年发病持续 3 个月，连续 2 年以上（含 2 年）
C. 排除其他心、肺疾病
D. 若发病症状持续不足 3 个月则必须有其他明确客观依据（胸片、肺功能）
E. 肺部啰音

36.（提示：患者诉无心脏疾病，无结核病史）为进一步明确诊断，首选以下哪项检查（ ）。
A. 纤维支气管镜活检，BALF
B. 胸部 CT
C. 肺功能
D. 痰培养 + 药敏试验
E. 血常规

37. （提示：肺功能显示肺活量占预计值80%，第一秒用力呼气量占用力肺活量比值<60%，最大通气量低于预计值的80%；残气容积增加，残气容积占肺总量的百分比>40%）检查结果提示是（　）。
A. 限制性通气功能障碍
B. 弥散功能障碍
C. 阻塞性通气功能障碍
D. 肺通气功能正常
E. 混合性通气功能障碍

38. （提示：此患者为COPD非急性发作期）此期治疗重点为（　）。
A. 增强体质，提高免疫力
B. 糖皮质激素治疗
C. 长期家庭氧疗
D. 劝导患者戒烟
E. 缩唇呼气

39. （提示：此患者在晨起排便时突然气急显著加重，伴有胸痛，送来急诊）考虑有哪些疾病的可能（　）。
A. 肺炎
B. 胸膜炎
C. 气胸
D. 肺栓塞
E. 急性肺水肿

（40~45题共用题干）

患者，58岁。3年来反复咳嗽，咳大量脓痰伴咯血。3日前再次咯血，因1日前出现高热来诊。胸片提示右下肺纹理紊乱，多个不规则环状透光区伴卷发状阴影。

40. 该患者最可能的诊断为（　）。
A. 慢性支气管炎
B. 肺脓肿
C. 肺结核
D. 肺癌
E. 支气管扩张

41. 对于确定诊断最有意义的检查为（　）。
A. 肺功能
B. 胸部高分辨CT检查
C. 纤维支气管镜检查
D. 痰培养
E. 血气分析

42. 该患者最可能出现的体征为（　）。
A. 贫血貌
B. 端坐呼吸
C. 局限性哮鸣音
D. 固定性湿啰音
E. 消瘦

43. 患者肺CT示病变位于右下叶，痰培养为铜绿假单胞菌，肺功能示最大通气量占预计值78%。最佳治疗方案是（　）。
A. 体位引流
B. 抗生素
C. 祛痰药
D. 免疫治疗
E. 外科手术

44. 对于该患者，首选的抗生素为（　）。
A. 美洛西林
B. 头孢替安
C. 阿奇霉素
D. 头孢哌酮前巴坦
E. 莫西沙星

45. 临床上常联合大环内酯类或氟喹诺酮类抗生素抗铜绿假单胞菌感染，目的不包括（　）。
A. 增强药效
B. 覆盖非典型致病菌
C. 减少头孢菌素类抗生素的剂量
D. 破坏生物被膜
E. 降低副作用

参考答案

一、单选题

1. B	2. D	3. D	4. A	5. A	6. E	7. A	8. D	9. B	10. E
11. A	12. D	13. A	14. A	15. A	16. A	17. B	18. C	19. B	20. A
21. E	22. D	23. D	24. C	25. A	26. C	27. A	28. A	29. C	30. C
31. A	32. E	33. D	34. C	35. A					

二、多选题

1. ABCDE	2. ABC	3. ACDE	4. ACD	5. ABCDE
6. ABCDE	7. ABCD	8. ABCE	9. ABCD	10. ACD
11. ABC	12. ABCE	13. ABC	14. ABCDE	15. ABCDE
16. CE	17. ACD	18. ABCD	19. ABCE	20. ACD

三、案例分析题

1. BF	2. DE	3. AE	4. D	5. C
6. BE	7. BCDE	8. ABCDE	9. E	10. ABDE
11. AC	12. ABCDE	13. ABCDE	14. ABCDE	15. BCDE
16. ABCDE	17. ABCDE	18. DE	19. E	20. ABCDE
21. C	22. ABCDE	23. A	24. D	25. D
26. D	27. ABCD	28. D	29. C	30. ABCD
31. B	32. E	33. A	34. C	35. ABCD
36. C	37. C	38. ACDE	39. CD	40. E
41. B	42. D	43. E	44. D	45. ABCE

高级卫生专业技术资格考试用书
呼吸内科学模拟试卷（二）

中国协和医科大学出版社
北 京

模拟试卷（二）

一、单选题（以下每道考题有5个备选答案，请选择1个最佳答案）

1. 关于酸碱平衡调节因素在作用时间和强度的叙述不正确的是（　）。
   A. 血液缓冲系统反应迅速
   B. 血液缓冲作用持久
   C. 肺的调节作用效能最大
   D. 细胞的缓冲能力发挥作用较迟
   E. 肾的调节作用3~5天才达高峰

2. 氧解离曲线中氧分压从100mmHg下降至80mmHg时曲线仍保持平坦，说明Hb对氧的亲和力（　）。
   A. 较低
   B. 较高
   C. 不变
   D. 先低后高
   E. 先高后低

3. 意识模糊主要表现为（　）。
   A. 眼球无转动
   B. 意识大部分丧失，无自主运动
   C. 接近于人事不省的状态
   D. 角膜反射消失
   E. 对时间、地点、人物的定向能力发生障碍

4. 胸膜腔的特点是（　）。
   A. 腔内呈负压状态
   B. 左、右胸膜腔经肺根相通
   C. 腔内有肺
   D. 与外界相通
   E. 以上均不对

5. 患者，女性，63岁。肺心病，肺心功能失代偿期，颈静脉充盈，肝在肋缘下触及。判定有无右心衰竭的主要依据是（　）。
   A. 心率快慢
   B. 肝颈静脉回流征阳性
   C. 静脉压稍升高
   D. 肝脏有无触痛
   E. 下肢水肿

6. 慢性肺心病心力衰竭时，使用强心剂的情况是（　）。
   A. 感染已控制，利尿剂无效
   B. 肺动脉高压
   C. 明显气急发绀
   D. 两肺底湿啰音
   E. 心率>120次/分

7. 肺心病呼吸衰竭最确切的诊断根据是（　）。
   A. 二氧化碳结合力明显升高
   B. $PaCO_2$ >50mmHg，PaO_2 <60mmHg
   C. 发绀、呼吸困难
   D. 精神、神经症状
   E. 肺通气功能明显减退

8. 慢性肺心病呼吸衰竭患者进行氧疗，下列哪项是不正确的（　）。
   A. 缺氧不严重时，不必常规给氧
   B. 严重缺氧时，必须及时给氧
   C. 低浓度低流量持续给氧
   D. 在进行辅助呼吸和给予呼吸兴奋剂时，可稍提高氧浓度
   E. 低流量间歇给氧

9. 患者，男性，25 岁。哮喘重度发作前来急诊。查体：患者端坐呼吸，大汗淋漓，话语不连贯。下列哪一项体征预示病情严重（　）。

A. 两肺呼吸音低，偶闻散在哮鸣音

B. 肋间隙增宽

C. 肺叩诊过清音

D. 肺内广泛高响度哮鸣音

E. 心脏绝对浊音界缩小

10. 下列哪个指标评价肺通气功能较好（　）。

A. 潮气量

B. 残气量

C. 用力肺活量

D. 肺活量

E. 用力呼气量

11. 急性肺脓肿患者咳脓臭痰，给予足量青霉素与链霉素治疗 10 日无效。痰涂片可见革兰阴性细菌，一般细菌培养阴性。此时治疗宜选（　）。

A. 加大青霉素剂量静脉滴注

B. 改用羟苄青霉素

C. 林可霉素 + 甲硝唑

D. 头孢菌素

E. 林可霉素 + SMZ

12. 患者，男性，45 岁。因车祸致肝脾破裂和右股骨骨折，急诊手术抢救。手术后 12 小时逐渐出现呼吸困难，临床拟诊急性呼吸窘迫综合征（ARDS）。下列检查项目哪项没有意义（　）。

A. 峰流率（PEFR）检测

B. 动脉血气分析

C. 肺顺应性检测

D. 肺动脉楔压检测

E. X 线胸片

13. 患者，男性，60 岁。阻塞性肺病史 25 年，神志不清 5 小时。查体：发绀，呼吸浅促，心率 120 次/分，心律齐，肺部可闻及干、湿啰音。血压 75/45mmHg。血 pH 7.18。此时哪项治疗措施不适宜（　）。

A. 机械通气治疗

B. 纠正低血压

C. 持续低浓度吸氧

D. 呼吸兴奋剂

E. 黄嘌呤类药物

14. 在肺心功能代偿期，提示有右心室肥厚的体征是（　）。

A. 胸痛、气促

B. 听诊时心音遥远

C. 颈静脉充盈

D. 三尖瓣区可出现收缩期杂音或剑突下心脏搏动增强

E. 心悸、胸闷

15. 关于肺心病的并发症，下列哪项少见（　）。

A. 心肌梗死

B. 心律失常

C. 肺性脑病

D. 消化道出血

E. 休克

16. 与运动性哮喘发作有关的是（　）。

A. 迷走神经感受器受刺激

B. Ⅰ型变态反应

C. Ⅱ型变态反应

D. α 受体兴奋性增高

E. Ⅳ型变态反应

17. COPD 并发肺心病急性加重时，采取的治疗措施中最重要的是（　）。

A. 应用利尿剂

B. 应用呼吸兴奋剂
C. 控制肺部感染
D. 应用血管扩张剂
E. 应用强心剂

18. 下列哪种情况禁忌使用吗啡或哌替啶（ ）。
A. 肺心病合并肺性脑病
B. 肺水肿
C. 肺结核小量咯血
D. 肺癌
E. 干性胸膜炎

19. 支气管哮喘的肺功能异常主要表现在（ ）。
A. 肺活量减少
B. 最大通气量增加
C. 第一秒用力呼气容积减少
D. 弥散量下降
E. 功能残气减少

20. 用于鉴别COPD和支气管哮喘的试验是（ ）。
A. 过敏原试验
B. 支气管激发试验
C. 低氧激发试验
D. 运动试验
E. 支气管扩张试验

21. 消除支气管哮喘气道炎症最有效的药物是（ ）。
A. 糖皮质激素
B. 抗生素
C. 色甘酸钠
D. β_2受体激动剂
E. 抗组胺药

22. 下列疾病中常出现杵状指（趾）的是（ ）。
A. 慢性支气管炎
B. 阻塞性肺气肿
C. 支气管哮喘
D. 支气管扩张症
E. 大叶性肺炎

23. 支气管扩张的典型临床表现为（ ）。
A. 慢性咳嗽、痰中带血，伴胸痛、杵状指，病变部位可有湿啰音
B. 慢性咳嗽、咳大量脓痰，或反复咯血，病变部位湿啰音
C. 慢性咳嗽、咳大量脓血痰，反复高热，病变部位可有湿啰音
D. 慢性咳嗽、咳白色泡沫痰，很少咯血，双肺可有干、湿啰音
E. 慢性咳嗽，常伴低热、盗汗、咯血，上肺可有湿啰音

24. 医院获得性肺炎中，感染高危因素的患者主要的病原体是（ ）。
A. 真菌
B. 病毒
C. 铜绿假单胞菌
D. 金黄色葡萄球菌
E. 肺炎球菌

25. 哪种细菌性肺炎极少并发肺脓肿、空洞（ ）。
A. 金黄色葡萄球菌肺炎
B. 链球菌肺炎
C. 克雷伯杆菌肺炎
D. 铜绿假单胞菌肺炎
E. 肺炎球菌肺炎

26. 下列关于病毒性肺炎临床表现的叙述，说法正确的是（ ）。
A. 并发胸腔积液者较多见

B. 起病较急，但临床症状较轻
C. 肺部体征为较典型的肺炎体征
D. X 线胸片可见散发性大片浸润阴影
E. 感染可波及肺泡，但较少侵犯肺间质

27. 中央型肺癌肺灌注显像显示病灶范围往往较 X 线平片所见（　）。
A. 稍小
B. 小
C. 明显小
D. 大
E. 相仿

28. 缺氧时呼吸加快加深是通过下列哪个感受器实现的（　）。
A. 牵张感受器
B. 化学感受器
C. 压力感受器
D. 物理感受器
E. 皮肤感受器

29. 不易引起空洞的肺炎是（　）。
A. 肺炎链球菌肺炎
B. 金黄色葡萄球菌肺炎
C. 克雷伯杆菌肺炎
D. 大肠埃希菌肺炎
E. 梭形杆菌肺炎

30. 肺炎球菌肺炎患者在抗生素治疗下热退又再发热、白细胞增多，应考虑是（　）。
A. 抗生素剂量不够
B. 细菌产生耐药性
C. 出现并发症
D. 没有合用退热剂
E. 机体反应性差

31. 小叶性肺炎属于（　）。
A. 纤维素性炎
B. 化脓性炎
C. 肉芽肿性炎
D. 浆液性炎
E. 出血性炎

32. 治疗隐球菌肺炎首选的抗生素为（　）。
A. 两性霉素 B
B. 伊曲康唑
C. 卡泊芬净
D. 氟康唑
E. 伏立康唑

33. 某地区某种疾病的发病率明显超过历年的散发发病率水平，可以认为该病（　）。
A. 大流行
B. 散发
C. 有季节性
D. 暴发
E. 流行

34. 男性，23 岁。低热、盗汗、咳嗽、血痰 1 个月。胸片示右上肺小片状浸润影，密度不均。确诊应选择的检查是（　）。
A. PPD 试验
B. 痰 TB-DNA
C. 血清中结核抗体
D. 痰检抗酸杆菌
E. 血沉

35. 要从混合的 T 细胞、B 细胞中分离 T 细胞，最佳的方法是（　）。
A. 流式细胞技术
B. 放射免疫分析法
C. ELISA
D. 双向琼脂扩散试验
E. 免疫电泳

二、多选题（以下每道考题有 5 个备选答案，每题至少有 2 个正确答案）

1. 可改善 COPD 患者症状的是（　）。
   A. 吸入支气管扩张药物
   B. 戒烟
   C. 长期家庭氧疗
   D. 康复锻炼
   E. 流感疫苗注射

2. 以下关于糖皮质激素在 COPD 治疗中的描述，哪些是正确的（　）。
   A. 首选规则吸入糖皮质激素
   B. 吸入糖皮质激素适用于对糖皮质激素治疗有效并有症状且经肺功能检查证实的 COPD 患者
   C. 吸入糖皮质激素适用于 FEV_1 占预计值 <50% 且症状反复加重需要抗生素
   D. 吸入糖皮质激素适用于口服糖皮质激素治疗的患者
   E. 可长期应用全身激素治疗

3. 支气管性哮喘发作的并发症有哪些（　）。
   A. 休克
   B. 自发性气胸
   C. 肺不张
   D. 纵隔气肿
   E. 支气管扩张

4. 急性肾衰竭（ARF）时可出现的电解质、酸碱平衡紊乱有（　）。
   A. 代谢性酸中毒
   B. 高钠血症
   C. 低钙血症
   D. 高钾血症
   E. 高磷血症

5. 治疗呼吸衰竭时，为建立通畅的气道应采取以下哪些措施（　）。
   A. 给予可待因止咳
   B. 给予祛痰药促进排痰
   C. 给予支气管解痉药
   D. 必要时做气管插管吸痰
   E. 给予支气管平喘药

6. 能促进肺心病发生心力衰竭的因素有（　）。
   A. 电解质紊乱所致的心律失常
   B. 乳酸积累，心肌缺氧
   C. 高能磷酸键合成降低
   D. 反复肺部感染
   E. 以上都是

7. 呼吸性碱中毒时不会出现（　）。
   A. 血浆 K^+
   B. 血浆 Cl^-
   C. 细胞内乳酸生成减少
   D. 细胞内乳酸生成增多
   E. 细胞内乳酸生成不变

8. 下列关于支气管扩张症常见临床特点的叙述，正确的是（　）。
   A. 反复咯血
   B. 咳大量脓痰
   C. 病变部位固定湿啰音
   D. 胸部 CT 多表现为支气管壁增厚，管腔呈囊、柱状扩张
   E. 胸部 X 线平片多无异常表现

9. 应用纤维支气管镜有哪些禁忌证（　）。
   A. 严重心功能不全
   B. 严重肺功能不全
   C. 主动脉瘤有破裂危险

D. 颈椎畸形
E. 凝血障碍

10. 胃食管反流病因反流物引起的临床表现有（　）。
A. 癔球症
B. 咽喉炎
C. 非季节性哮喘
D. 反复发生肺炎
E. 声嘶

11. 关于血红蛋白对血液酸碱平衡的调节，下列说法错误的是（　）。
A. 发生在解离氧之前
B. 发生在解离氧之后
C. 发生在结合氧时
D. 发生在氧分压下降时
E. 发生在氧分压升高时

12. CO_2潴留见于（　）。
A. 呼吸性酸中毒
B. 呼吸性碱中毒
C. 代谢性酸中毒
D. 代偿后的代谢性酸中毒
E. 代偿后的代谢性碱中毒

13. 关于免疫耐受的叙述，正确的是（　）。
A. 免疫耐受是抗原特异性的
B. 免疫耐受可在新生动物中诱导形成
C. 协同刺激因子可促进免疫耐受形成
D. 免疫抑制措施可促进免疫耐受形成
E. 免疫耐受也是一种免疫应答

14. 遗传病治疗包括（　）。
A. 针对突变基因的体细胞基因的修饰与改善
B. 针对突变基因转录的基因表达调控
C. 蛋白质功能的改善
D. 在代谢水平上对代谢底物或产物的控制
E. 临床水平的内、外科治疗以及心理治疗

15. 对阻塞性肺部病变肺容量特点，下列描述正确的是（　）。
A. VC 可减少
B. FRC 可减少
C. RV 可增加
D. RV/TLC 可增加
E. IC 可增加

16. 持续气道正压机械通气的适应证包括（　）。
A. 功能残气量下降，肺不张导致的氧合作用下降
B. 气道水肿或阻塞，需维持人工气道
C. 撤机过程中改善功能残气量
D. 无自主呼吸
E. 通气机给予强制通气时

17. 经支气管针吸活检术（TBNA）的适应证包括（　）。
A. 纵隔和肺门淋巴结肿大
B. 气管/支气管旁的肿块
C. 气管/支气管黏膜下病变
D. 胸膜占位性病变
E. 肺外周结节进行取样

18. 肺部影像为空洞性病变，可见于下列哪些疾病（　）。
A. 肺结核
B. 肺癌
C. 肺脓肿
D. 慢性支气管炎

E. 支气管扩张症

19. 慢性阻塞性肺气肿引起呼吸衰竭的因素包括下列哪几项（　）。
A. 呼吸道感染或不恰当使用镇静剂所诱发
B. 通气/血流比值失调
C. 弥散功能障碍
D. 肺泡通气不足
E. 肺动静脉分流

20. 下列哪些检查方法可用来确诊肺栓塞（　）。
A. 检查痰中是否有血
B. 肺放射性核素灌注扫描
C. 右心心血管造影
D. 疼痛开始后 24 小时胸部摄 X 线片
E. 血清酶检查

三、案例分析题（每个案例至少有 3 个提问，每个提问有多个备选答案，其中正确答案有 1 个或几个）

（1~3 题共用题干）

男性，68 岁。因咳嗽 25 年，心悸、气促 5 年，加重伴意识不清 1 日，以慢性支气管炎急性发作、阻塞性肺气肿、肺心病、肺性脑病收入院。入院后经用口面罩无创机械通气、抗感染、解痉祛痰药物治疗 6 小时后意识清楚。维持上述方案治疗 36 小时后，再次出现神经精神症状，调整机械通气参数治疗后神经精神症状消失，动脉血气分析、电解质、肾功能测定见下表。

动脉血气、电解质、肾功测定值表

测定时间	pH	$PaCO_2$（mmHg）	PaO_2（mmHg）	HCO_3^-（mmol/L）	K^+（mmol/L）	Na^+（mmol/L）	Cl^-（mmol/L）	BUN（mmol/L）	Cr（mmol/L）
入院时	7.10	80	35	24	5.5	139	100	5.2	136
入院 6 小时	7.32	60	90	30	4.8	138	98	5.1	110
入院 36 小时	7.42	50	90	32	4.2	139	94	5.4	102

1. 入院时动脉血气判断是（　）。
A. 慢性呼吸性酸中毒
B. 慢性呼吸性碱中毒
C. 慢性呼吸性酸中毒并代谢性酸中毒
D. Ⅱ型呼吸衰竭
E. Ⅰ型呼吸衰竭

2. 入院 6 小时动脉血气判断是（　）。
A. Ⅱ型呼吸衰竭
B. 慢性呼吸性酸中毒
C. 吸 O_2 条件下Ⅱ型呼吸衰竭
D. Ⅰ型呼吸衰竭
E. 慢性呼吸性碱中毒

3. 入院后第 3 日动脉血气判断是（　）。
A. CO_2 排出后碱中毒
B. 代谢性酸中毒
C. 呼吸性碱中毒
D. 呼吸性酸中毒
E. 吸 O_2 条件下Ⅱ型呼吸衰竭

（4~6 题共用题干）

中年男性，醉酒后呕吐、误吸，出现咳嗽、咳痰、呼吸困难。胸片提示双肺毛玻璃样改变。吸氧4L/min条件下，血气分析pH 7.46，PaO_2 52mmHg，$PaCO_2$ 28mmHg。

4. 该患者的氧合指数（PaO_2/FiO_2）是（　）。
   A. 100mmHg
   B. 140mmHg
   C. 180mmHg
   D. 220mmHg
   E. 240mmHg

5. 该患者最恰当的诊断是（　）。
   A. 急性肺损伤，Ⅰ型呼吸衰竭，代谢性酸中毒
   B. 急性肺损伤，Ⅰ型呼吸衰竭，呼吸性碱中毒
   C. ARDS，Ⅰ型呼吸衰竭，呼吸性碱中毒
   D. ARDS，Ⅰ型呼吸衰竭，代谢性酸中毒
   E. ARDS，Ⅱ型呼吸衰竭，呼吸性碱中毒

6. 该患者正确的治疗措施为（　）。
   A. 气管插管呼吸机辅助呼吸
   B. 间断吸痰
   C. 防治肺部感染
   D. 大量补液
   E. 防治消化道出血

（7～11题共用题干）

男性，37岁。3日前雨淋后出现畏寒、高热、咳嗽，以干咳为主，偶见带铁锈色黄痰，伴右侧胸痛就诊。查体：热性病容，体温38.9℃。右上肺叩实，闻及支气管呼吸音。心率102次/分，律齐，心音强。

7. 该病例最可能的诊断是（　）。
   A. 肺炎衣原体肺炎
   B. 肺炎支原体肺炎
   C. 肺炎链球菌肺炎
   D. 流感嗜血杆菌肺炎
   E. 肺炎克雷伯杆菌肺炎

8. 该病例最可能的典型X线征象是（　）。
   A. 大叶实变
   B. 支气管周围炎
   C. 跨叶段的肺浸润
   D. 肺叶浸润伴空洞形成
   E. 散在多发性浸润

9. 该病例经验性抗感染治疗应选择（　）。
   A. 青霉素联合链霉素
   B. 青霉素
   C. 庆大霉素
   D. 林可霉素
   E. 环丙沙星

10. 该病例痰培养细菌对上述药物耐药或用药48小时未见效，此时抗感染治疗应选择（　）。
    A. 第一、二代头孢菌素或大环内酯类抗生素
    B. 林可霉素联合庆大霉素
    C. 碳青霉烯类抗生素
    D. 多肽类抗生素
    E. 具有抗假单胞菌活性的第三代头孢菌素

11. 如果患者出现循环衰竭，除加强抗感染治疗外，其他主要治疗应是（　）。
    A. 大量输液包括胶体
    B. 尽快应用升压药提高血压
    C. 补充足够血容量，必要时应用血管活性药物
    D. 短期大剂量激素的应用
    E. 补充足够碱性药物

（12～17题共用题干）

男性，60岁。发热、咳嗽1周，咳黄脓性痰，有臭味，每日约50ml。X线胸片示右下肺近心缘处大片浓密阴影，距膈约

1.5cm 处有 3.5cm×3.0cm 空洞伴液平，内壁光整，空洞不偏心，侧位病灶位于下叶前段和内侧段，近似三角形，尖端指向肺门，主动脉窗模糊。既往体健。有28年吸烟史，每日半包。

12. 最经济并最有助于诊断的影像学检查是（　）。
   A. CT
   B. 支气管体层摄片（右侧后倾斜位）
   C. 病灶体层摄片
   D. 肺门体层摄片
   E. MRI

13. 下列痰液检查项目除哪一项外都应尽快进行（　）。
   A. 涂片 Gram 染色镜检
   B. 涂片抗酸染色镜检
   C. 普通培养和厌氧菌培养
   D. 嗜肺军团菌培养
   E. 病理细胞检查

14. 经验性抗感染治疗最好选择（　）。
   A. 第三代头孢菌素
   B. 青霉素联合甲硝唑
   C. 林可霉素
   D. 红霉素
   E. 万古霉素

15. 若经上述治疗无效，进一步诊断措施首先考虑（　）。
   A. 纤维支气管镜检查
   B. 经皮肺穿刺活检
   C. 核素肺扫描
   D. 诊断性抗结核治疗
   E. 诊断性抗真菌治疗

16. 如果纤维支气管镜检查见右肺下叶支气管前内段口有肉芽样突起，黏膜高度充血水肿，管腔狭窄，有脓性分泌物溢出。活检病理检查示炎症性改变。追询病史，患者2个月前曾有鱼骨梗喉、呛咳，当时喉科检查未见异物。此时的正确诊断应是（　）。
   A. 吸入性肺脓肿
   B. 支气管异物、继发性肺脓肿
   C. 阻塞性肺脓肿
   D. 慢性肺脓肿
   E. 坏死性肺脓肿

17. 根据上题的诊断，正确的治疗选择应是（　）。
   A. 调整和加强抗感染治疗
   B. 手术治疗
   C. 有效控制感染并行手术治疗
   D. 抗生素雾化吸入
   E. 经鼻支气管插管注入抗生素

（18~23 题共用题干）

女性，21岁。发热伴咳嗽、咳痰带血3周，有盗汗、下肢关节痛。查体：体温38℃，胸骨右侧第2肋间可闻及少许湿啰音。胸片：右肺上叶斑片状浸润影。血常规提示白细胞 $9.0\times10^9/L$，中性粒细胞79%。

18. 该患者最可能的诊断是（　）。
   A. 浸润型肺结核
   B. 急性粟粒型肺结核
   C. 肺炎
   D. 肺癌
   E. 支气管扩张

19. 确诊该病的主要方法是（　）。
   A. 经皮肺活检
   B. 纤维支气管镜检查
   C. 痰脱落细胞检查
   D. 痰结核分枝杆菌检查
   E. 结核菌素试验

20. 关于结核菌素试验描述正确的是（　）。
A. 卡介苗接种者可为阳性
B. 重症患者多为强阳性
C. 硬结直径≤4mm 为阴性
D. 硬结直径 10~19mm 为阳性
E. 局部出现淋巴管炎为强阳性

21. 下列哪些药物治疗该病有效（　）。
A. 卡那霉素
B. 阿米卡星
C. 莫西沙星
D. 亚胺培南
E. 加替沙星

22. 下列哪些药物属于抑菌剂（　）。
A. 乙胺丁醇
B. 利福平
C. 吡嗪酰胺
D. 卡那霉素
E. 卷曲霉素

23. 若痰中查到抗酸杆菌，且该患者为初治病例，则最佳治疗方案为（　）。
A. 2HRZSE/4~6HRE
B. 2HRZE/4HR
C. 2HRZ/4HR
D. 3HRZE/4HR
E. 1HRZE/4HR

（24~28 题共用题干）

男性，63 岁。25 年前始出现反复咳嗽、气喘，伴喘鸣音，多在夜间发作，闻及油烟、花粉可诱发，初可自行服用“氨茶碱”缓解。1 个月前始上述症状再发，发作频率增加约 3 次/周，严重时不能平卧及说话，伴口唇发绀、大汗淋漓。既往有食用“虾蟹”过敏史。其母患“支气管哮喘”。查体：R 26 次/分，P 118 次/分，神清，端坐呼吸，话不成句，双肺呼吸音增粗，呼气相延长，双肺满布哮鸣音。心脏未闻及杂音。双下肢不肿。

24. 该患者最可能的诊断是（　）。
A. 慢性支气管炎急性发作期
B. COPD 急性加重期
C. 支气管扩张合并感染
D. 心源性哮喘
E. 支气管哮喘

25. 对于该患者，以下哪些措施有助于进一步明确诊断（　）。
A. 肺功能检测
B. PEF 及其变异率测定
C. 支气管舒张试验
D. X 线胸片
E. 雾化吸入沙丁胺醇做诊断性治疗

26. 防治支气管哮喘最有效的方法是（　）。
A. 糖皮质激素吸入
B. 长效 β_2激动剂的应用
C. 高选择性抗胆碱能药的吸入治疗
D. LT 调节剂的应用
E. 茶碱缓释剂

27. 为控制哮喘急性发作症状，首选的药物有哪些（　）。
A. 氨茶碱
B. 沙丁胺醇
C. 特布他林
D. 沙美特罗
E. 福莫特罗

28. 关于支气管舒张药物，以下正确的说法有哪些（　）。
A. 丙卡特罗具有增强气道黏液–纤毛运输功能
B. 异丙托溴铵尤其适用于夜间哮喘及

多痰患者

C. 茶碱类除具有解痉作用外，尚可增强气道纤毛清除功能及抗感染作用

D. 静脉注射氨茶碱日注射剂量不超过1g，静脉滴注维持量为0.6~0.8mg/kg

E. 氨茶碱与红霉素、利福平合用时应酌情增加药量

（29~36题共用题干）

女性，70岁。主因“反复咳嗽、咳痰35年，活动后喘憋5年，加重伴双下肢水肿1周”入院。查体：口唇和甲床发绀，颈静脉充盈，双下肺可闻及细湿啰音，心率110次/分，律不齐，P_2亢进，胸骨左缘第5肋间可闻及收缩期杂音，肝右肋下3指，双下肢水肿。

29. 此患者最可能的诊断是（　）。

A. 慢性阻塞性肺疾病急性发作

B. 支气管哮喘急性发作

C. 慢性肺源性心脏病急性加重期

D. 冠状动脉性心脏病心功能不全

E. 风湿性心脏病心功能不全

30. （提示：此患者考虑诊断为慢性肺源性心脏病急性加重期，做相关检查辅助诊断）心电图检查能作为诊断肺心病的主要依据的是（　）。

A. 电轴右偏，额面平均电轴≥90°

B. 重度顺钟向转位

C. 肺型P波

D. $Rv_1+Sv_5 \geq 1.05mV$

E. V_1呈$R/S>1$

31. （提示：此患者心电图除有肺心病表现外，还有心律失常表现）慢性肺心病患者常见的心律失常类型是（　）。

A. 阵发性室性心动过速

B. 阵发性室上性心动过速

C. 心房颤动、心房扑动

D. 房性期前收缩

E. 房室传导阻滞

32. （提示：心电图显示为心房颤动）纠正心律失常药物可选择（　）。

A. 非洋地黄中毒可选择毛花苷丙

B. β受体阻滞剂

C. 普罗帕酮

D. 维拉帕米

E. 利多卡因

33. （提示：心脏超声提示患者有肺动脉高压）对于肺动脉高压叙述正确的是（　）。

A. 肺动脉高压形成是肺心病发生的重要病理基础

B. 运动时的肺动脉平均压>30mmHg为隐性肺动脉高压

C. 根据发病原因是否明确分为原发性和继发性肺动脉高压

D. 根据静息PAPm可将肺动脉高压分级，轻度为36~45mmHg

E. 肺动脉高压分级重度为高于45mmHg

34. （提示：诊断考虑为慢性阻塞性肺疾病并发肺心病急性加重期）治疗呼吸衰竭及心力衰竭的措施包括（　）。

A. 纠正酸碱失衡

B. 应用正性肌力药

C. 应用小剂量利尿剂

D. 控制心律失常

E. 控制肺部感染

35. （提示：慢性肺源性心脏病急性加重期大量使用呋塞米）可引起的酸碱失衡为（　）。

A. 代谢性酸中毒

B. 呼吸性酸中毒合并代谢性酸中毒
C. 呼吸性碱中毒合并代谢性酸中毒
D. 呼吸性酸中毒合并低钾低氯性碱中毒
E. 稀释性低钠血症

36. (提示：患者若同时有糖尿病病史，平日血糖控制情况不详。患者血气分析为 pH 7.24，氧分压 50mmHg，二氧化碳分压 80.6mmHg；电解质为：血钠 124mmol/L，血钾 2.9mmol/L。患者出现昏迷、出汗较多、双侧瞳孔对称、口唇发绀、双侧巴氏征阴性）此时应考虑哪些情况可能出现（ ）。
A. 低渗脑病
B. 低血糖昏迷
C. 高渗性非酮症糖尿病昏迷
D. 肺性脑病
E. 脑血管意外

（37~42 题共用题干）

男性，78 岁，反复咳嗽、咳黄痰 30 余年，间断咯血 4 次。此次因咳嗽加重、发热入院。

37. 关于支气管扩张的临床表现正确的是（ ）。
A. 大量脓痰
B. 反复咯血
C. 慢性病例可有杵状指（趾）
D. 刺激性干咳
E. 病情严重者，病变部位可有固定持久的湿啰音

38. 关于支气管扩张患者咯血，下列叙述正确的是（ ）。
A. 每日咯血量在 100ml 以内为少量咯血
B. 每日咯血量在 100~500ml 为中量咯血
C. 每日咯血量在 500ml 以上为大量咯血
D. 一次咯血量大于 100ml 为大量咯血
E. 以上均正确

39. 临床上治疗大咯血最有效的药物是（ ）。
A. 卡巴克洛（安络血）
B. 云南白药
C. 酚磺乙胺（止血敏）
D. 氨甲苯酸（止血芳酸）
E. 垂体后叶素

40. 支气管扩张患者反复感染加重，其最常见的致病菌为（ ）。
A. 大肠埃希菌
B. 肺炎克雷伯杆菌
C. 卡他莫拉菌
D. 铜绿假单胞杆菌
E. 不动杆菌属

41. 作为治疗支气管扩张的经验用药，下列药物可选用（ ）。
A. 哌拉西林
B. 环丙沙星
C. 氨基糖苷类抗生素
D. 头孢他啶
E. 以上均可选用

42. 支气管扩张患者施行体位引流排痰，下列哪项不正确（ ）。
A. 使病肺处于高位
B. 每日引流 2~4 次，每次 15~30 分钟
C. 排痰时，同时配合深呼吸，用力咳痰，可提高排痰效果
D. 痰量多的患者可使用强力镇咳药
E. 可用生理盐水先做雾化吸入，便于排痰

（43~45 题共用题干）

男性，28 岁。自 12 岁起每年春秋季反复出现喘息发作、咳嗽，用抗生素、异丙肾上腺素吸入有效，5 日前闻油烟后又发生喘息，不能平卧。查体：大汗淋漓，发绀，脉

搏细速，P 120 次/分，BP 160/100mmHg，T 37.6℃，双肺闻散在哮鸣音。

43. 此患者最可能的诊断是（　）。
   A. 慢性喘息性支气管炎
   B. 支气管哮喘发作期
   C. 心源性哮喘
   D. 过敏性肺炎
   E. 支气管肺癌

44. （提示：血气 $PaCO_2$ 50mmHg，PaO_2 50mmHg，WBC 10.1×10^9/L）判定该患者病情严重的最主要的指标是（　）。
   A. 双肺哮鸣音
   B. 血压升高
   C. 体温升高
   D. $PaCO_2$升高
   E. WBC 升高

45. （提示：治疗一天后复查血气，$PaCO_2$ 88mmHg，PaO_2 32mmHg）该患者应立即采取的治疗措施主要为（　）。
   A. 低流量吸氧
   B. 降压药
   C. 支气管扩张药
   D. 补液
   E. 呼吸机辅助通气

参考答案

一、单选题

1. B	2. B	3. E	4. A	5. B	6. A	7. B	8. E	9. A	10. E
11. C	12. A	13. A	14. D	15. A	16. A	17. C	18. A	19. C	20. E
21. A	22. D	23. B	24. D	25. E	26. B	27. D	28. B	29. A	30. C
31. B	32. D	33. E	34. D	35. A					

二、多选题

1. ABCD	2. ABCD	3. BCD	4. ACDE	5. BCDE
6. ABCDE	7. ABCE	8. ABCD	9. ABCDE	10. ABCDE
11. ACDE	12. AE	13. ABDE	14. ABCDE	15. ACD
16. ABC	17. ABCE	18. ABC	19. ABCDE	20. BC

三、案例分析题

1. AD	2. BC	3. AE	4. B	5. C
6. ABCE	7. C	8. A	9. B	10. A
11. C	12. B	13. D	14. B	15. A
16. B	17. C	18. A	19. D	20. ACDE
21. ABCE	22. ADE	23. B	24. E	25. ABCDE
26. A	27. ABCE	28. ACD	29. AC	30. ABCDE
31. BCD	32. ACD	33. ABCE	34. ABCDE	35. D
36. ABCD	37. ABCE	38. E	39. E	40. D
41. E	42. D	43. B	44. D	45. E

高级卫生专业技术资格考试用书
呼吸内科学模拟试卷（三）

中国协和医科大学出版社
北　京

模拟试卷（三）

一、单选题（以下每道考题有5个备选答案，请选择1个最佳答案）

1. 重症支气管哮喘发作伴酸中毒时，疗效最容易被降低的药物是（　）。
   A. 四环素
   B. 青霉素
   C. 红霉素
   D. 激素
   E. 支气管扩张剂

2. 大叶性肺炎属于（　）。
   A. 纤维素性炎
   B. 化脓性炎
   C. 肉芽肿性炎
   D. 浆液性炎
   E. 出血性炎

3. 支气管哮喘发作时，听诊两肺有普遍性哮鸣音，其原因是（　）。
   A. 支气管内黏稠分泌物增多
   B. 支气管黏膜肿胀致支气管狭窄
   C. 支气管平滑肌痉挛
   D. 肺泡内分泌物增多
   E. 肺泡间质水肿

4. 与速发型哮喘关系最密切的炎症细胞是（　）。
   A. 嗜碱性粒细胞
   B. 巨噬细胞
   C. 单核细胞
   D. 中性粒细胞
   E. 肥大细胞

5. 左心衰并发右心衰时，下列哪一项症状可以有所缓解（　）。
   A. 阵发性呼吸困难
   B. 腹水
   C. 食欲缺乏
   D. 少尿
   E. 肝大

6. 关于胸骨角的叙述，下列错误的是（　）。
   A. 相当于第2胸椎水平
   B. 位于胸骨上切迹下约5cm
   C. 由胸骨柄与胸骨体的连接处向前突起而成
   D. 为计数肋骨和肋间隙顺序的主要标志
   E. 为左右主支气管分叉部位标志

7. 下列哪一项在支气管哮喘的诊断中最有意义（　）。
   A. 血气分析
   B. 血常规检查
   C. 临床症状和体征
   D. 肺功能检查
   E. 胸部X线检查

8. 语音震颤增强最常见于（　）。
   A. 肺实变
   B. 肺不张
   C. 胸膜增厚粘连
   D. 肺水肿
   E. 肺气肿

9. 诱发支气管哮喘发作的因素有（　）。
A. 磷酸二酯酶作用降低
B. α受体抑制
C. $β_2$受体兴奋
D. 迷走神经兴奋
E. 交感神经兴奋

10. 对严重的支气管哮喘发作患者，重要的祛痰方法（　）。
A. 补液
B. 气雾吸入
C. 口服溴己新（必嗽平）
D. 体位引流
E. 吸痰

11. 血气分析测定结果为 $PaCO_2$ 降低，同时伴 HCO_3^- 升高，可诊断为（　）。
A. 呼吸性酸中毒
B. 代谢性酸中毒
C. 代谢性碱中毒
D. 呼吸性碱中毒
E. 呼吸性碱中毒合并代谢性碱中毒

12. 重症支气管哮喘发作时，除吸氧外，应首先采取下列哪项措施（　）。
A. 改善通气，支气管解痉，控制感染，纠正水电解质及酸碱平衡失调，应用糖皮质激素
B. 采用拟交感神经药、抗生素和促肾上腺皮质激素
C. 积极应用免疫抑制剂、色甘酸二钠，必要时用菌苗疗法
D. 大剂量广谱抗生素及抗原脱敏治疗
E. 尽可能找出过敏原，除去诱因或进行抗原脱敏疗法

13. 慢性阻塞性肺疾病的典型肺容量和通气功能的特征性变化是（　）。
A. RV/TLC 降低
B. RV/TLC 升高
C. TLC 减低
D. FEV_1/FVC 减低
E. FEV_1 占预计值百分比减低

14. 低钾血症可引起（　）。
A. 酸中毒
B. 碱中毒
C. 高渗性缺水
D. 低渗性缺水
E. 等渗性缺水

15. 慢性阻塞性肺疾病所致的气流受限一般是（　）。
A. 经抗感染治疗可缓解
B. 经吸氧治疗可缓解
C. 不经治疗可自然缓解
D. 气流受限具有可逆性
E. 气流受限不可逆

16. 支气管扩张出现咯血时，一般不主张应用（　）。
A. 镇咳药
B. 镇静药
C. 抗生素
D. 止血药
E. 中草药

17. 关于高分辨率 CT 扫描技术的特点，错误的叙述是（　）。
A. 完全可替代常规 CT
B. 具有极好的空间分辨率
C. 与肺功能检查有更好的相关性
D. 扫描层多、层薄、条件大
E. 扫描时不需造影增强

18. 下列支气管扩张的叙述中，错误的是（　）。
A. 多在中、老年发病
B. 肺下部持续存在局限性湿啰音
C. 长期咳嗽，大量脓痰，反复咯血
D. 胸片示肺纹理粗乱或卷发样阴影
E. 治疗以引流痰液和抗感染为主

19. 患者，女性，40 岁。支气管哮喘，持续发作 1 天，大汗淋漓，发绀，端坐呼吸，双肺肺气肿征，有散在哮鸣音。首选的治疗是（　）。
A. 山莨菪碱（654–2）静脉注射
B. 补液 + 糖皮质激素
C. 沙丁胺醇气雾剂吸入 + 溴化异丙托品吸入
D. 色甘酸钠吸入 + 糖皮质激素
E. 补液 + 糖皮质激素 + 氨茶碱

20. 纤维支气管镜可以治疗很多疾病，除了（　）。
A. 支气管–胸膜瘘瘘口的闭合
B. 紧急情况下以纤支镜引导行气管插管施行机械通气
C. 肺化脓症、呼吸道烧伤需直视下吸除脓痰、脓栓、坏死物以解除气道阻塞
D. 严重哮喘施行机械通气或有细支气管黏液栓塞需行支气管镜检吸取痰栓，缓解哮喘发作
E. COPD

21. 患者，女性，25 岁。农民，反复发作性咳嗽伴哮鸣音 2 年，多出现在清理谷仓后。下列哪项有助于区别肺嗜酸性粒细胞增多症和支气管哮喘（　）。
A. 有发热、咳嗽
B. 肺部闻及哮鸣音
C. 血嗜酸性粒细胞增多
D. 痰涂片见较多嗜酸性粒细胞
E. X 线胸片有多发性、游走性片状阴影

22. 对肺栓塞诊断的灵敏度上，肺灌注显像较 X 线平片（　）。
A. 明显高
B. 明显低
C. 相仿
D. 两者均不灵敏
E. 均灵敏

23. 吸烟与慢性阻塞性肺疾病有密切关系。吸入烟雾后导致的病理改变，下列何者错误（　）。
A. 副交感神经兴奋性增加，使支气管收缩
B. 呼吸道黏膜上皮细胞纤毛运动受抑制
C. 支气管黏膜充血、水肿，黏液积聚
D. 支气管杯状细胞减少，黏液分泌减少
E. 支气管黏膜易引起鳞状上皮化生

24. 支气管扩张准备外科手术者，最需要做哪项检查（　）。
A. X 线胸部平片
B. 支气管造影
C. 高分辨 CT
D. 胸部 CT
E. 胸部透视

25. 对肺癌空洞、肺结核空洞和肺脓肿空洞，最可靠的鉴别方法是（　）。
A. 胸部 X 线片
B. 支气管碘油造影
C. 断层摄影
D. 胸部超声波探查

E. 痰脱落细胞学检查和细菌学检查

26. 晚期肺癌压迫侵犯邻近器官、组织或发生远处转移时，所引起征象不包括（ ）。
A. 侵犯膈神经，引起同侧膈肌麻痹
B. 侵犯喉返神经，引起声带麻痹、声音嘶哑
C. 侵入纵隔，压迫食管，引起吞咽困难
D. 侵犯胸膜，引起胸腔积液
E. 骨关节病综合征

27. 肺动脉栓塞更易发生于（ ）。
A. 右肺和下肺叶
B. 左肺和下肺叶
C. 右肺和上肺叶
D. 左肺和上肺叶
E. 全肺

28. 当其他因素不变而潮气量（TV）增加时，将增加的肺通气功能指标是（ ）。
A. 补呼气量
B. 补吸气量
C. 残气量
D. 肺泡通气量
E. 功能残气量

29. 引起Ⅰ型呼吸衰竭的常见病因是（ ）。
A. 间质性肺病
B. 慢性支气管炎
C. 慢性阻塞性肺疾病
D. 肺源性心脏病
E. 上呼吸道阻塞

30. 慢性呼吸衰竭缺氧明显伴二氧化碳潴留时采用氧疗的给氧浓度，下列哪项是正确的（ ）。
A. <25%
B. <35%
C. <45%
D. <55%
E. <65%

31. Ⅱ型呼吸衰竭的血气诊断标准是（ ）。
A. PaO_2 <50mmHg，$PaCO_2$ >50mmHg
B. PaO_2 <50mmHg，$PaCO_2$ >60mmHg
C. PaO_2 <60mmHg，$PaC0_2$ >50mmHg
D. PaO_2 <40mmHg，$PaCO_2$ >40mmHg
E. PaO_2 <70mmHg，$PaCO_2$ >55mmHg

32. 患者，30 岁。剧烈咳嗽。查体：气管向左偏移，右侧胸廓较左侧饱满，叩诊出现鼓音。应首先考虑的是（ ）。
A. 肺气肿
B. 左侧肺不张
C. 右下肺炎
D. 右侧气胸
E. 右侧胸腔积液

33. 支气管扩张痰量与下列哪个因素有关（ ）。
A. 是否多喝水
B. 体位
C. 季节
D. 是否合并肺结核
E. 是否合并支气管哮喘

34. 支气管扩张的特征性 X 表现为（ ）。
A. 右下肺实变阴影
B. 右下肺炎性阴影伴空洞有液平
C. 右下肺透亮度增高
D. 两肺多发性结节阴影
E. 双下肺环状、卷发状阴影

35. 慢性呼吸衰竭最常见的酸碱平衡失调是

(　)。

A. 呼吸性酸中毒合并代谢性碱中毒

B. 呼吸性酸中毒合并代谢性酸中毒

C. 代谢性碱中毒

D. 呼吸性酸中毒

E. 呼吸性碱中毒

二、多选题（以下每道考题有5个备选答案，每题至少有2个正确答案）

1. 有关ALI/ARDS的临床表现，下列描述哪些是正确的（　）。

A. ALI/ARDS多于原发病起病后5日内发生，约半数发生于24小时以内

B. 患者感胸部紧束、憋气，不能用吸氧疗法缓解

C. 呼吸困难的特点是呼吸深快、费力

D. 除原发病的症状和体征外，最早出现的症状是发绀

E. 早期即可闻及广泛湿啰音

2. 下列哪些是容易引起ARDS的间接因素（　）。

A. 败血症

B. 肺炎

C. 胰腺炎

D. 严重的非胸部创伤

E. 吸入毒素

3. 呼吸兴奋剂在呼吸衰竭治疗的适应证是（　）。

A. 中枢抑制为主、通气量不足

B. 呼吸道分泌物积滞

C. 呼吸道通畅

D. 肺水肿

E. 呼吸肌功能正常

4. 慢性呼吸衰竭患者经综合治疗及持续低流量给氧，病情好转，拟停止氧疗。停止氧疗的指征有（　）。

A. 呼吸频率恢复正常

B. 神志清楚，精神状态恢复正常

C. $PaO_2 > 60mmHg$，$PaCO_2 < 50mmHg$

D. 发绀基本消失

E. 停止吸氧30分钟后，SaO_2在85%以上

5. 间质性肺病的典型肺功能检查结果有（　）。

A. FEV_1/FVC下降

B. CO弥散量下降

C. VC下降

D. TLC下降

E. FEV_1/FVC正常

6. 对慢性阻塞性肺气肿非发绀型患者的描述，下列说法正确的是（　）。

A. 多见于老年人

B. 以慢性支气管炎为主

C. 呼吸困难明显

D. 血气分析正常或改变不明显

E. X线胸片示心影小

7. 关于葡萄球菌肺炎，下列说法正确的是（　）。

A. 肺部急性化脓性感染

B. 多数经血行感染

C. 全身中毒症状重

D. 不易出现休克

E. 全身中毒症状轻

8. 以下哪些是肺结核的实验室诊断方法（　）。

A. 核酸探针、PCR及DNA印迹杂交等测定结核菌DNA

B. 血清抗结核抗体检查

C. 脑脊液培养

D. PPD试验

E. OT 试验

9. 关于肺不发育，下列叙述正确的是（ ）。
   A. 一侧性全肺不发育，显示患侧均匀致密，纵隔移向患侧，横膈上升
   B. 健侧肺过度膨胀，并可跨越中线移向患侧
   C. 胸廓两侧不对称，不伴有肋骨脊柱等复合畸形
   D. 过度曝光片和体层摄影能直接显示较大的支气管畸形
   E. 胸廓两侧对称，但常伴有肋骨、脊柱畸形、膈疝等复合畸形

10. 下列哪些是肺灌注显像的适应证（ ）。
    A. 肺栓塞
    B. 肺肿瘤
    C. 过敏性肺炎
    D. 肺动脉高压
    E. 动静脉瘘

11. 慢性支气管炎肺部体检时可见（ ）。
    A. 无异常体征
    B. 干啰音
    C. 弥漫性哮鸣音
    D. 湿啰音
    E. 支气管呼吸音

12. 肺性脑病患者在治疗过程中发生呼吸性酸中毒合并代谢性碱中毒，主要与哪种因素有关（ ）。
    A. 补碱不恰当
    B. 利尿剂使用不当
    C. 补钾、补氯不及时
    D. 通气过度
    E. 补液过多

13. 间歇正压通气的特点有（ ）。
    A. 吸气期是正压
    B. 呼气末压力降至零
    C. 可加用 PEEP
    D. 是机械通气的动力
    E. 是机械通气的模式

14. 需行支气管镜检查的患者有（ ）。
    A. 剧烈干咳，X 线胸片无病变，抗感染治疗无效者
    B. 经常出现局限性或一侧性哮鸣音
    C. 反复在肺部同一部位发生炎症者
    D. 肺不张者
    E. 大咯血而无手术条件者

15. 慢性支气管炎患者进行胸部 X 线检查的目的是（ ）。
    A. 排除其他肺部疾病
    B. 寻找病因
    C. 观察有无并发症
    D. 确定诊断
    E. 了解心脏情况

16. 中度哮喘急性发作患者用糖皮质激素和支气管舒张剂治疗仍未缓解。X 线胸片示双肺过度充气。导致哮喘发作不缓解的原因可能与下列哪些因素有关（ ）。
    A. 过敏原未清除
    B. 痰栓阻塞小支气管
    C. 感染未控制
    D. 足量补充液体
    E. 精神紧张

17. 慢性阻塞性肺气肿常见的并发症是（ ）。
    A. 肺心病
    B. 肺癌
    C. 自发性气胸
    D. 咯血
    E. 肺不张

18. 以下关于急性肺栓塞，说法错误的是

（　）。

A. 如果胸膜腔穿刺液为非血性渗出液则可排除

B. 可由肺核素扫描出现灌注缺损证实

C. 呼吸无效腔增加引起低氧血症

D. 引起肺梗死的病例少于20%

E. 若X线胸片正常则可排除

19. 肺血栓栓塞症增强CT的表现直接征象是（　）。

A. 轨道征

B. 完全充盈缺损，远端血管不显影

C. 条带状高密度区

D. 肺叶楔形密度增高影

E. 中心肺动脉扩张

20. 支气管鳞状上皮细胞癌的特点是（　）。

A. 与吸烟关系密切

B. 多见于老年男性

C. 大多数发生在叶、段支气管

D. 生长较快、转移较早

E. 手术切除机会少

三、案例分析题（每个案例至少有3个提问，每个提问有多个备选答案，其中正确答案有1个或几个）

（1~6题共用题干）

女性，59岁。慢性咳喘20年。近5年来动则气急，并常有尿少、下肢水肿。3日前感冒，自服“感冒通”后退热，但气急、咳嗽加重，昨夜因失眠服地西泮（安定）后入睡，今晨家人见其呼之不应，送来急诊。查体：神情恍惚，呼吸浅速，频率28次/分，发绀明显。两肺散在干、湿啰音。呼吸空气条件下动脉血气分析示pH 7.29，$PaCO_2$ 80mmHg，PaO_2 46mmHg。

1. 该患者氧疗必须是（　）。

A. 面罩吸氧，氧浓度以不超过50%为宜

B. 间歇吸氧联合呼吸兴奋剂静脉滴注

C. 低流量（低浓度）持续吸氧

D. 高压氧舱

E. 氧浓度以将PaO_2提高至90mmHg所需浓度为宜

2. 该患者是否需要气管插管机械通气，下列意见中哪条比较合理（　）。

A. 立即气管插管，辅助机械通气

B. 先试用中枢兴奋剂和呼吸兴奋剂，若神志不见改善或恶化时再插管

C. 不应插管

D. 氧疗无效再考虑插管

E. 插管与否应取决于气道阻塞程度和$PaCO_2$高低

3. 该患者应用以上处理的同时，为降低呼吸功，重点需要解决的问题是（　）。

A. 舒张支气管，降低气道阻力

B. 利尿，减轻肺间质可能存在的水肿

C. 唤醒神志，改善咳嗽排痰功能

D. 改善缺氧，降低肺动脉压和肺血管阻力

E. 纠正电解质紊乱和酸中毒，改善呼吸肌力

4. 经过上述治疗，患者病况仍在加重，完全昏迷，喉部痰鸣音，PaO_2升至60mmHg，而$PaCO_2$亦升至86mmHg。其处理应采取（　）。

A. 增加呼吸兴奋剂剂量，鼻导管喉部吸痰

B. 应用激素

C. 应用脱水剂，减轻脑水肿

D. 气管插管机械通气

E. 经面罩衔接机械通气

5. 如果患者接受机械通气治疗，病情一度改善。但患者突然出现与呼吸机不协调的情况，气急、发绀和躁动不安，监测肺动态顺应性降低。病情恶化的原因是（　）。
A. 气道分泌物阻塞
B. 并发气压伤气胸
C. 心排出量减少
D. 肺不张
E. “呼吸器肺”(即呼吸器引起的ARDS)

6. 如果患者在应用压力切换型呼吸机过程中出现吸气时间缩短，呼吸频率加快，自主呼吸与呼吸机不协调，发绀加重。监测动态肺顺应性无明显降低，下列原因中哪种可能性最大（　）。
A. 气压伤气胸
B. 气道分泌物阻塞，气道阻力增高
C. 肺血管阻力增高
D. 心源性肺水肿
E. 肺栓塞

(7~14题共用题干)

男性，23岁。因发热1周，咳嗽、咳血丝痰2日入院。患者2周前到外地出差，1周前返回后即出现发热，体温最高达39.8℃，呈持续性，午后尤甚，伴全身疼痛、头痛，无咳嗽、咳痰、乏力、盗汗等症状。到当地医院就诊，查体发现双侧扁桃体肿大。血常规示：WBC 12.5×10^9/L，N 79.9%，予头孢呋辛1.5g，bid，iv×4日，患者体温无下降。2日前出现咳嗽、咳少量白色黏稠痰，并间有血丝痰，伴胸痛不适及腹泻，为稀水样便，无脓血黏液，无腹痛。既往体健，从事网络工程工作，未到过疫区或牧区。查体：T 39.5℃，P 88次/分，R 24次/分，BP 120/60mmHg。神清，急性病容，皮肤黏膜无黄染、出血点，浅表淋巴结无肿大。口唇无发绀，咽充血，扁桃体不大。双肺呼吸音粗，双下肺可闻及少许中细湿啰音。心率88次/分，律齐，无杂音。腹软，无压痛、反跳痛及腹肌紧张，肝脾肋下未触及。无杵状指(趾)。

7. 急诊医师首先应尽快完善哪些辅助检查（　）。
A. 血常规+便常规（含OB）+尿常规
B. ESR
C. X线胸片
D. 痰细菌涂片
E. 痰培养+药敏试验

8. [提示：血常规示白细胞 14.6×10^9/L，中性粒细胞90.3%，淋巴细胞8.7%，Hb 100g/L，PLT 136×10^9/L。尿常规正常，24小时尿蛋白定量0.860g/L。尿β微球蛋白359.2ng/L。便常规RBC与潜血(-)。X线胸片示双肺中上肺野及左下肺斑片状阴影] 该患者可能的诊断有哪些（　）。
A. 肺结核
B. 社区获得性肺炎
C. 急性支气管炎
D. 伤寒
E. 登革热

9. 为进一步明确诊断，该患者入院后还需完善哪些主要的辅助检查（　）。
A. 肝、肾功能+血生化
B. PPD皮试
C. 痰培养+药敏试验
D. 痰涂片找抗酸杆菌、真菌
E. 肺炎支原体+肺炎衣原体+军团菌抗体检测

10. (提示：入院后继续予头孢曲松抗感染治疗3日，体温无下降，并感气短。复查胸片示上述病变进展。胸部CT示双肺中上部斑片状阴影，左下肺大片状阴影，双侧少量胸腔积液。动脉血气分析示：PaO_2 80mmHg，$PaCO_2$ 40mmHg，血BUN 15mmol/L，Cr 140μmol/L，改用亚胺培南治疗 5 日，症状无改善）。该患者目前疗效欠佳，应考虑哪些情况存在（ ）。

A. 病毒性肺炎
B. 结缔组织疾病
C. 社区获得性肺炎（非典型病原体感染）
D. MRSA 或其他多耐药细菌感染
E. 肺结核合并感染

11. ［提示：纯蛋白衍生物（PPD）、冷凝集试验、肥达试验和外斐试验均阴性。抗核抗体（ANA）、抗可提取性核抗原（ENA）、抗中性粒细胞胞质抗体（ANCA）、T 细胞亚群均正常。痰涂片找抗酸杆菌和真菌（-）；军团菌抗体（IFA）为1∶32（+）。停用亚胺培南改阿奇霉素+加替沙星治疗后体温逐渐降至正常，血象下降，X 线胸片好转，复查 IFA 为1∶256］关于军团菌肺炎，以下不正确的有哪些（ ）。

A. 可通过人与人直接接触传播
B. 多由嗜肺军团菌感染所致
C. 军团菌为兼性需氧 G-杆菌，厌氧培养同样能生长
D. 可通过军团菌污染自来水、饮用水等通过消化道而引起感染
E. 多局限于肺部，不会累及全身其他脏器

12. 关于军团菌，以下叙述正确的有哪些（ ）。

A. 常见于中央空调冷却塔、冷热水管道系统
B. 氨基糖苷类无效
C. 40~45℃更适于生长
D. 普通细菌培养基生长良好
E. 培养基中加入万古霉素和多黏菌素有利于其生长

13. 以下哪些抗生素可用于军团菌肺炎的有效治疗（ ）。

A. 红霉素
B. 利福平
C. 阿奇霉素
D. 克拉霉素
E. 左氧氟沙星

14. 关于军团菌肺炎的有效治疗（ ）。

A. 首选红霉素静滴治疗
B. 利福平对军团菌有效，可单独应用
C. 重症患者可联合第三代头孢菌素
D. 可单独应用氟喹诺酮类抗生素治疗
E. 重症患者可适当应用皮质激素

（15~18 题共用题干）

女性，42 岁。发作性咳喘 5 年余，春秋季易发作，每次发作持续 1 个月，当地医院诊断为“慢性支气管炎”，给予抗菌、镇咳、平喘治疗后可缓解。近 2 年病情加重，全年均有症状，当地医院诊断“哮喘”，给予“沙美特罗替卡松粉吸入剂 50/250μg，每日 2 次”治疗，患者自觉效果不佳未规律使用。

15. （提示：查体：T 36.7℃，P 75 次/分，R 24 次/分，P 110/78mmHg。听诊双肺呼吸音粗糙，可闻及散在的干鸣音。胸片显示双下肺纹理重。肺功能检查：FEV_1占预计值的 72%，使用短效支气管舒张剂后，FEV_1可达预计值的 87%）病情控制不佳的可能原因包括（ ）。

A. 药物治疗不充分
B. 是否有持续存在的过敏性诱因，如某些过敏原或职业因素
C. 没有联合使用抗菌药物
D. 诊断错误
E. 依从性不佳

16. （提示：患者职业为教师，过敏原检测结果为对猫、狗皮毛中度过敏，但患者及亲属家中未饲养宠物。追问病史，患者因为顾虑激素的不良反应未规律使用，且吸入药物的使用方法错误。经过医师的解释和药物吸入方法的指导后，患者开始规律吸入沙美特罗替卡松粉吸入剂 50/250μg，2 次/日，1 个月后复查，自述症状有改善，肺功能 FEV_1 占预计值的 77%，但仍述间断喘息，患者追述近 2 年间断咳脓痰，有时痰为棕色）需要进行的检查是（　）。
   A. 痰细菌培养 + 药物敏感试验
   B. 诱导痰细胞分类计数
   C. 胸部 CT
   D. 支气管镜检查
   E. 痰涂片找抗酸杆菌

17. （提示：痰细菌培养、痰涂片找抗酸杆菌均无阳性发现，胸部 CT 示左侧肺门区可见多处囊性透亮区。痰中嗜酸性粒细胞比例 > 32%）针对此症状，处理方法是（　）。
   A. 静脉滴注抗菌药物
   B. 外周血嗜酸性粒细胞计数
   C. 血清总 IgE 和烟曲菌特异性 IgE 水平检测
   D. 痰真菌培养和痰涂片找真菌
   E. 支气管镜检查

18. 该疾病最可能的诊断是（　）。
   A. 过敏性支气管肺曲菌病
   B. 侵袭性肺曲菌病
   C. 肺结核
   D. 支气管哮喘
   E. 支气管扩张

（19~26 题共用题干）

女性，43 岁。咳嗽、咳痰 2 个月，咳少量黏稠痰，伴盗汗、乏力，期间曾有高热、咯血，无胸痛、气促，曾在当地医院予阿莫西林、环丙沙星等抗感染治疗 1 周，症状一度减轻。近 2 周来上述症状又反复，无发热，遂入院诊治。起病以来，患者精神、食欲欠佳，排尿排便尚正常。既往有糖尿病病史 3 年。血常规：WBC $9.1 \times 10^9/L$，N 0.72，RBC $3.35 \times 10^{12}/L$，Hb 97g/L。

19. （提示：患者的胸片提示右上肺尖段见一约 3cm × 4cm 类圆形阴影，内见类圆形规则透亮区，阴影周围可见纤维条索灶）该患者最可能的主要诊断是（　）。
   A. 肺脓肿
   B. 肺癌
   C. Wegener 肉芽肿
   D. 肺真菌感染
   E. 继发性肺结核（空洞为主型）

20. 为鉴别诊断，还需要完善哪些主要辅助检查（　）。
   A. 胸部 CT
   B. PPD 皮试
   C. 纤维支气管镜检查
   D. 痰涂片和痰培养（细菌、真菌和结核杆菌）
   E. 血浆 ADA 检测

21. 以下哪些不是确诊肺结核的方法（　）。
   A. 结核菌素试验
   B. 胸部 CT
   C. 痰结核分枝杆菌检查
   D. X 线胸片
   E. ADA 检测

22. 结核病的传染源主要是以下哪类人群（　）。
   A. PPD 皮试强阳性者
   B. 开放性肺结核患者

C. 血浆 ADA 大于 45U/L 者
D. 肺部有较多纤维硬结病灶者
E. HIV 感染者
F. 药瘾或器官移植者

23. 关于 PPD 皮试，以下说法不正确的有（　）。
A. 一般选择左侧前臂屈侧中上部 1/3 处，0.1ml（5U）皮内注射
B. PPD 皮试后 48～72 小时观察和记录结果，测量红晕的横径和纵径，计算平均直径 =（横径 + 纵径）/2
C. PPD 皮试结果阴性的儿童可以除外结核病
D. 结核性脑膜炎患者 PPD 皮试结果多 10mm 以内
E. PPD 皮试结果呈强阳性反应可确诊结核病

24. 有关“开放菌阴综合征”，下列说法不正确的有（　）。
A. 表现为“净化空洞”
B. 痰检查多阴性，故无需随访
C. 结核空洞内仍残留有干酪组织，仍需随访
D. 空洞壁由纤维组织或上皮细胞覆盖，无干酪组织
E. 为空洞型肺结核经有效化学治疗后的一种表现

25. 关于肺结核化学治疗的原则，以下正确的是（　）。
A. 早期、规律、全程、适量、联合
B. 早期、规律、全程、足量、联合
C. 全程督导化疗
D. 强化与巩固结合
E. 杀菌与灭菌药联用，顿服

26. 为全效杀菌剂，且对 C 群菌有独特杀灭作用的抗结核药物有（　）。
A. 链霉素
B. 异烟肼
C. 乙胺丁醇
D. 利福平
E. 吡嗪酰胺

（27～32 题共用题干）

女性，33 岁。哮喘病史近 8 年，近 2 年来反复发作，午夜或清晨时易发，春季和梅雨季节尤其好发。查体：一般情况可，叙述病史连贯而无气急，两肺散在哮鸣音。

27. 常用于控制哮喘发作的糖皮质激素吸入剂是（　）。
A. 沙丁胺醇
B. 福莫特罗
C. 异丙托溴铵
D. 扎鲁司特
E. 布地奈德

28. 发作较重时推荐加用 β_2受体激动剂，首选药物是（　）。
A. 肾上腺素
B. 去甲肾上腺素
C. 异丙肾上腺素
D. 沙丁胺醇或特布他林
E. 麻黄素

29. 有关支气管哮喘的病因，下列说法不正确的是（　）。
A. 哮喘相关的基因已经完全明确
B. 与多基因遗传有关
C. 发病与遗传和环境双重因素有关
D. 病因尚不完全清楚
E. 环境因素是发病激发因素

30. 测定呼吸峰值流速（PEF）反映的是（　）。
A. 闭合气量

B. 气道的反应性
C. 肺泡的弥散功能
D. 气道通气功能的变化
E. 气道阻塞程度

31. 如果患者因合并胆石症需要手术，应采取下列哪项措施以防止哮喘发作（　）。
A. 测定 FEV_1，若低于预计值 80%，而且近半年内曾口服过泼尼松，手术开始后静脉给予氢化可的松 100mg，1 次/8 小时，手术后 24 小时迅速减量
B. 手术中静滴氨茶碱
C. 手术前预防性应用激素 3 日
D. 手术中或手术后视病情酌情应用支气管舒张剂
E. 采用气管插管全身麻醉，手术后保留气管插管，防止发作和便于抢救

32. 支气管哮喘在发作时间上的特点是（　）。
A. 活动时发作或加重
B. 夜间及凌晨发作或加重
C. 午夜加重或发作
D. 晨轻夜重
E. 平卧时加重

（33～40 题共用题干）

女性，69 岁。因“反复咳嗽、咳痰 6 年,气短 2 年，加重 1 周”收住院。入院后患者呼吸困难加重。查体：T 37.8℃，BP 120/80mmHg，P 100 次/分，R 28 次/分，嗜睡状，平卧位，桶状胸，双肺可闻及少量细湿啰音，未闻及干啰音。心率 100 次/分，律齐，$P_2 > A_2$，三尖瓣 3 级收缩期杂音，双下肢轻度水肿。

33. 该患者诊断考虑为哪些疾病（　）。
A. 双侧肺炎
B. COPD 急性加重期
C. 慢性心功能不全
D. 慢性阻塞性肺气肿
E. 慢性肺源性心脏病失代偿期

34. 根据目前情况，为明确诊断，该患者急需完善的主要辅助检查有（　）。
A. 血常规
B. 血气分析
C. X 线胸片
D. ECG
E. D-dimer

35.（提示：血气分析 pH 7.26，PaO_2 48mmHg，$PaCO_2$ 79.1mmHg，BE 1mmol/L，HCO_3^- 26mmol/L。血 K^+ 4.1mmol/L，Na^+ 136mmol/L，Cl^- 103mmol/L。ECG：肺性 P 波，$V_1 \sim V_3$ QS 波。胸片示两肺透亮度增加，心胸比例 <0.5，右下肺动脉横径 16mm）该患者目前最可能发生了哪种并发症（　）。
A. 急性左心衰竭
B. 重症肺炎
C. Ⅱ型呼吸衰竭并呼吸性酸中毒
D. Ⅱ型呼吸衰竭并呼吸性酸中毒和代谢性酸中毒
E. Ⅱ型呼吸衰竭并呼吸性酸中毒和代谢性碱中毒
F. 急性心肌梗死

36. 该患者目前应采取的治疗措施中，正确的有（　）。
A. 抗感染
B. HCT，25mg，bid
C. 支气管扩张剂
D. 糖皮质激素
E. 呼吸兴奋剂

37. 经治疗后患者出现烦躁、乱语，应马上进一步做哪些检查（　）。
A. 血电解质
B. 复查血气分析
C. 茶碱浓度

D. 心脏彩超
E. 腹部 B 超

38. 该患者目前需尽快采取的有效措施中最紧急的是（ ）。
A. 试用无创机械通气
B. 面罩高流量给氧
C. 停用氨茶碱静滴
D. 鼻导管高流量给氧
E. 抗心力衰竭治疗

39. 复查血气结果为：血气分析 pH 7.36，PaO_2 55mmHg，$PaCO_2$ 70.2mmHg，BE 12mmol/L，HCO_3^- 40mmol/L。血 K^+ 3.5mmol/L，Na^+ 142mmol/L，Cl^- 83mmol/L。以下哪项是正确的（ ）。
A. 呼吸性酸中毒
B. 代谢性酸中毒
C. 呼吸性酸中毒并代谢性碱中毒
D. 呼吸性酸中毒并代谢性酸中毒
E. 呼吸性酸中毒并代谢性酸中毒及代谢性碱中毒

40. COPD 行机械通气治疗的主要策略中，以下不正确的有（ ）。
A. $PaCO_2$ >70mmHg 应气管插管机械通气
B. 小潮气量通气（6~7ml/kg）
C. 为减少 VAP 发生，尽量应用无创正压通气，即使意识障碍也宜用无创正压通气
D. 应用无创正压通气过程中，患者烦躁难以配合者可适当给予镇静剂
E. 禁用 PEEP

（41~45 题共用题干）

女性，24 岁。咳嗽、咳大量脓痰、反复咯血 6 年。近 2 日因受凉后出现咳痰加剧，反复咯血，量大，每日 100ml。查体：T 37℃，左下肺闻及固定而持久的湿啰音。WBC 11 × 10^9/L，N 85%，Hb 101g/L。胸部 CT 显示左下肺柱状扩张支气管。

41. 该患者最可能的诊断是（ ）。
A. 慢性支气管炎
B. 脓胸
C. 气胸
D. 支气管扩张并咯血
E. 肺结核

42. 该患者止血首选的药物是（ ）。
A. 祛痰药
B. 镇咳药
C. 抗血纤溶芳酸
D. 垂体后叶素
E. 硫酸鱼精蛋白

43. 若该患者经充分内科止血治疗仍反复咯血，入院后 4 小时内再次咯血 300ml，这时首选的措施是（ ）。
A. 介入科会诊
B. 加强抗感染治疗
C. 体位引流
D. 纤维支气管镜下止血
E. 以上都不是

44. 患者突然出现烦躁、呼吸困难、口唇发绀，考虑出现下列哪种情况（ ）。
A. 心力衰竭
B. 窒息
C. 休克
D. ARDS
E. 肺炎

45. 关于此类患者出院后的预防措施，下列正确的是（ ）。
A. 可使用肺炎球菌疫苗
B. 治疗慢性鼻窦炎和扁桃体炎
C. 长期预防性应用抗生素
D. 增强机体免疫力
E. 避免感染

参考答案

一、单选题

1. E	2. A	3. C	4. E	5. A	6. A	7. D	8. A	9. D	10. A
11. E	12. A	13. D	14. B	15. E	16. A	17. A	18. A	19. E	20. E
21. E	22. A	23. D	24. B	25. E	26. E	27. A	28. D	29. A	30. B
31. C	32. D	33. B	34. E	35. D					

二、多选题

1. ABC	2. ACD	3. ACE	4. BCDE	5. BCD
6. ACDE	7. ABC	8. ABDE	9. ABDE	10. ABD
11. ABCD	12. ABC	13. ABCDE	14. ABCD	15. AC
16. ABCE	17. AC	18. ACE	19. BD	20. ABC

三、案例分析题

1. C	2. B	3. A	4. D	5. B
6. B	7. ABCDE	8. AB	9. ABCDE	10. ABCDE
11. ACDE	12. ABCE	13. ABCDE	14. ADE	15. ABDE
16. ABCE	17. BCD	18. A	19. E	20. ABCD
21. ABDE	22. B	23. BE	24. BD	25. B
26. BD	27. E	28. D	29. A	30. B
31. A	32. B	33. ABE	34. ABCDE	35. D
36. ACDE	37. ABC	38. A	39. E	40. ABCDE
41. D	42. D	43. A	44. B	45. ABDE

高级卫生专业技术资格考试用书
呼吸内科学模拟试卷（四）

中国协和医科大学出版社
北　京

模拟试卷（四）

一、单选题（以下每道考题有5个备选答案，请选择1个最佳答案）

1. 慢性肺源性心脏病患者在治疗过程中最易发生下列哪种离子紊乱（　）。
   A. 高氯血症
   B. 低钾血症
   C. 低钙血症
   D. 低钠血症
   E. 低镁血症

2. 阵发性刺激性呛咳伴咳少量黏痰考虑是下列哪种疾病的表现（　）。
   A. 肺结核
   B. 急性肺脓肿
   C. 支气管扩张
   D. 肺炎支原体肺炎
   E. 葡萄球菌肺炎

3. 以叩诊音的标准肺组织含气由多到少的顺序为（　）。
   A. 鼓音→过清音→清音→实音→浊音
   B. 鼓音→清音→过清音→浊音→实音
   C. 过清音→鼓音→清音→浊音→实音
   D. 过清音→鼓音→清音→实音→浊音
   E. 鼓音→过清音→清音→浊音→实音

4. 感染结核菌后获得的免疫力主要是（　）。
   A. 细胞免疫
   B. 体液免疫
   C. 过敏反应
   D. 细胞免疫和体液免疫
   E. 以上都不对

5. 特发性气胸的发生机制是（　）。
   A. 胸膜下肺大疱破裂
   B. 肺组织坏死造成细支气管和胸膜腔相通
   C. 胸腔内负压增加
   D. 机械通气
   E. 创伤

6. 氨茶碱的平喘机制是（　）。
   A. 激活腺苷酸环化酶
   B. 抑制腺苷酸环化酶
   C. 激活磷酸二酯酶
   D. 抑制磷酸二酯酶
   E. 激活鸟苷酸环化酶

7. 慢性肺脓肿大咯血的病理基础是（　）。
   A. 支气管黏膜肿胀充血
   B. 支气管管壁肉芽组织血管破坏
   C. 支气管黏膜溃疡糜烂
   D. 支气管动脉血管瘤破裂
   E. 支气管小静脉破裂

8. 支气管扩张的病理生理学改变为（　）。
   A. 肺功能正常
   B. 限制性为主的混合性通气障碍
   C. 早期易发生低氧血症
   D. 晚期呈Ⅰ型呼吸衰竭
   E. 扩张区域肺泡通气量减少，血流正常，通气/血流比值降低，动-静脉分流，同时肺泡弥散功能障碍，最终导致缺氧

9. 能杀灭结核分枝杆菌的药物是（　）。
A. 对氨基水杨酸钠
B. 乙胺丁醇
C. A 和 B 均是
D. A 和 B 均非
E. A 和 B 均为一线杀菌药

10. 肺脓肿时用导管经鼻腔行气管内滴药宜在下列哪一种情况下使用（　）。
A. 急性肺脓肿形成时
B. 肺脓肿急性症状消退后
C. 咳嗽剧烈的慢性肺脓肿
D. 肺部有蜂窝状多发性小空腔
E. 全身衰竭、咯血、咳嗽不畅的肺脓肿

11. 下列哪种疾病可出现中心性发绀（　）。
A. 渗出性心包炎心脏压塞
B. 肺栓塞
C. 雷诺病
D. 严重休克
E. 上腔静脉阻塞综合征

12. 下列哪种抗结核药物可通过血脑脊液屏障（　）。
A. 利福平
B. 链霉素
C. 异烟肼
D. 利福布汀
E. 乙胺丁醇

13. 正常胸腔抽液每次（　）。
A. 0. 5~0. 9L
B. 0. 3~0. 5L
C. 0. 3L 以上
D. 0. 3L 以下
E. 1L 以上

14. 哪项肺功能检查对诊断阻塞性肺气肿最有意义（　）。
A. 闭合气量
B. 肺活量
C. 动脉血 $PaCO_2$
D. 残气量及残气量/肺总量（%）
E. 最大通气量

15. 肺血栓栓塞导致低血压或休克的机制是（　）。
A. 右心房压力增加
B. 右心扩大致室间隔左移，使左心室受损
C. 肺动脉收缩，血流灌注减少
D. 右心血流量减少
E. 回心血量减少

16. 肺结核的主要传染源是（　）。
A. 被污染的水源
B. 含人型结核菌的牛乳
C. 开放型肺结核患者
D. 患结核病的动物
E. 健康带菌者

17. 流量容积曲线呈双蝶形改变的通气功能障碍类型是（　）。
A. 胸外型大气道阻塞
B. 胸内型大气道阻塞
C. 固定型大气道阻塞
D. 单侧主支气管不完全阻塞
E. 单侧主支气管完全阻塞

18. 肺源性心脏病出现代谢性碱中毒的主要原因是（　）。
A. 液体摄入量不足
B. 代谢性酸中毒时尿钾排出增多
C. 肾上腺皮质激素过量
D. 输入大量葡萄糖

E. 大量排钾性利尿剂的使用

19. 结节病最有特征的影像学改变是（　）。
A. 双肺弥漫性结节影
B. 双下肺斑片状阴影
C. 肺门淋巴结肿大并有钙化
D. 双侧肺门、纵隔淋巴结肿大
E. 肺内结节影并同侧肺门、纵隔淋巴结肿大

20. 药物所致肺疾病不包括（　）。
A. 间质性肺炎
B. 嗜酸性粒细胞性肺炎
C. 弥漫性肺泡损伤
D. 支气管痉挛
E. 大叶性肺炎

21. 吸入性肺脓肿致病菌多为（　）。
A. 厌氧菌
B. 葡萄球菌
C. 大肠埃希菌
D. 结核分枝杆菌
E. 肺炎克雷伯杆菌

22. 对鉴别中心型肺癌与肺门淋巴结结核意义最大的检查是（　）。
A. 纤维支气管镜 + 活检
B. 结核菌素试验
C. 血涂片
D. X 线胸片
E. 血培养

23. 诊断呼吸衰竭最重要的血气分析指标是（　）。
A. 动脉血氧分压 <60mmHg
B. pH <7. 35
C. 动脉血二氧化碳分压 >50mmHg
D. 二氧化碳结合力 >29mmol/L
E. 二氧化碳结合力 >30mmol/L

24. 关于慢性呼吸衰竭患者建立人工气道的目的，下列哪项是不正确的（　）。
A. 有利于气道的通畅
B. 有利于分泌物的清除
C. 可减低呼吸功的消耗
D. 有利于控制感染
E. 有利于机械通气

25. 支气管扩张合并感染表现为（　）。
A. 反复发热，咯血，并大量脓痰
B. 急起寒战，高热，胸痛，咳嗽，咳铁锈色痰
C. 长期低热盗汗，咳嗽，近期出现寒战，高热，咳脓痰
D. 急起寒战，发热，咳嗽，咳痰，痰量逐渐增多，有脓痰
E. 咽部发痒，干咳，无痰

26. 肺泡蛋白沉着症患者支气管肺泡灌洗液的特点是（　）。
A. 有大量粉染无定型颗粒物，细胞稀少
B. 有大量粉染无定型颗粒物，细胞很多
C. 有大量粉染无定型颗粒物，嗜酸性粒细胞增多
D. 大量粉染有一定形态的颗粒物，细胞很多
E. 大量粉染有一定形态的颗粒物，细胞很少

27. 慢性肺源性心脏病的发生过程中，以下哪一项不是导致肺动脉高压的重要因素（　）。
A. 肺血管解剖结构改变
B. 缺氧
C. 电解质紊乱
D. 血液黏度增加

E. 血容量增多

28. 右心衰竭时发生呼吸困难的机制主要为（　）。
A. 迷走神经兴奋性升高
B. 心肌供血减少
C. 右心房及上腔静脉压力升高
D. 下肢静脉回流增多
E. 肺淤血

29. 支气管扩张最有意义的体征是（　）。
A. 消瘦
B. 杵状指
C. 局限性湿啰音
D. 贫血
E. 局限性哮鸣音

30. 变异性哮喘的特点是（　）。
A. 哮喘伴有大量白色泡沫样痰
B. 运动时出现胸闷、咳嗽和呼吸困难
C. 咳嗽可为唯一症状
D. 缓解数小时后再次发作
E. 发作急、症状重

31. 周围型肺癌最常见的病理组织类型（　）。
A. 鳞状上皮细胞癌
B. 鳞腺癌
C. 腺癌
D. 小细胞未分化癌
E. 大细胞癌

32. 慢性呼吸衰竭患者机械通气的指征，错误的是（　）。
A. $PaCO_2$进行性升高
B. $PaCO_2$升高达到80mmHg以上
C. 严重的低氧血症，积极氧疗后，$PaCO_2$仍<40mmHg
D. 呼吸频率>35次/分
E. 并发肺性脑病

33. 肺间质纤维化患者的体征为（　）。
A. 肺底部Velcro音
B. 肺下部湿啰音
C. 叩诊过清音
D. 两下肺支气管呼吸音
E. 语音传导增强

34. 防止支气管扩张急性感染关键在于（　）。
A. 注射疫苗
B. 加强呼吸道痰液引流
C. 使用支气管扩张剂
D. 选择广谱抗生素
E. 祛痰药

35. 患者，男性，50岁。从事煤矿开采20年，刺激性咳嗽2个月，伴胸痛和活动后气促，胸片示双肺中下野弥漫圆形或类圆形阴影。最可能的诊断是（　）。
A. 硅沉着病
B. 特发性肺间质纤维化
C. 职业性哮喘
D. 过敏性肺炎
E. 肺癌

二、多选题（以下每道考题有5个备选答案，每题至少有2个正确答案）

1. 支气管扩张合并咯血宜选用（　）。
A. 支气管扩张药
B. 抗生素
C. 止血药
D. 镇静药
E. 镇咳药

2. 符合结核性胸膜炎胸穿抽液原则的是

（　）。

A. 抽液后需胸腔内注入抗结核药物

B. 每次抽液应尽量多抽

C. 抽液速度不宜过快

D. 每周抽液 2~3 次，直至胸液消失

E. 注意防止复张性肺水肿的发生

3. 下列常有空洞形成的疾病包括（　）。

A. 肺结核

B. 坏死性肉芽肿

C. 肺炎球菌性肺炎

D. 肺脓肿

E. 金葡萄球菌性肺炎

4. 患者发热，咳黄脓痰，胸部 X 线显示左上肺大片浸润伴空洞，病原学检查至少应包括（　）。

A. 痰培养

B. 血培养

C. 军团菌尿抗原或血清抗体

D. 下呼吸道分泌物真菌涂片镜检和培养

E. 痰涂片镜检抗酸杆菌和培养

5. 甲型流感病毒囊膜上与临床表现密切相关的结构有（　）。

A. 血凝素（H）

B. 神经氨酸酶（N）

C. M2 蛋白

D. 基质蛋白

E. RNA 聚合酶

6. 有关呼吸中枢也能因外周化学感受器的刺激而兴奋，叙述正确的是（　）。

A. 颈动脉体感受器能感受缺氧、pH 和 CO_2 的刺激，但较迟钝

B. PaO_2 只有 <60mmHg 时才能刺激外周化学感受器

C. PaO_2 过低对呼吸中枢的直接作用是抑制效应

D. 外周化学感受器对 pH 和 CO_2 变化不敏感

E. $PaCO_2$ 升高或 pH 降低，主要是通过外周化学感受器感受

7. 支气管哮喘患者痰液有哪些成分（　）。

A. Curschmann 螺旋体

B. 心力衰竭细胞

C. 嗜酸性粒细胞

D. 嗜银纤维

E. 圆形厚壁孢子

8. 缺氧和二氧化碳潴留可使（　）。

A. 脑动脉扩张

B. 冠状动脉扩张

C. 冠状动脉收缩

D. 皮肤和腹腔器官血管收缩

E. 肺细小动脉收缩

9. 急性肺脓肿患者痰菌培养为脆弱类杆菌且对青霉素不敏感时应选用（　）。

A. 克林霉素

B. 头孢菌素

C. 红霉素

D. 甲硝唑

E. 林可霉素

10. 关于恶性胸腔积液行胸膜固定术的叙述，正确的是（　）。

A. 采用抗肿瘤药物行胸膜固定术的成功率最高

B. 所有恶性胸腔积液患者均应给予胸膜固定术

C. 胸膜固定术的常见不良反应是胸痛和发热

D. 滑石粉作为硬化剂时少数患者可发生 ARDS

E. 胸膜固定术主要通过杀灭胸膜腔内的肿瘤细胞而起到控制胸腔积液的目的

11. 弥漫性肺泡出血时肺功能改变包括（ ）。
A. 限制性通气功能障碍
B. 低氧血症
C. 一氧化碳弥散量降低
D. 一氧化碳弥散量增高
E. 支气管扩张试验阳性

12. 无创通气的适应证包括（ ）。
A. 不必施行有创通气的急、慢性呼吸衰竭
B. 阻塞性睡眠呼吸暂停综合征
C. 撤离有创机械通气过程中
D. 不能控制的胃肠道出血
E. 肺水肿

13. 肺血栓栓塞症抗凝治疗药物不包括（ ）。
A. 肝素
B. 氯吡格雷
C. 华法林
D. 阿司匹林
E. 低分子肝素钠

14. 结缔组织病相关性肺动脉高压患者胸部 CT 检查的目的是明确是否存在（ ）。
A. 肺部炎症
B. 肺栓塞
C. 肺间质病变
D. 肺血管炎
E. 肺血管畸形

15. 支气管激发试验的禁忌证包括（ ）。
A. 患者存在轻度阻塞性通气功能障碍
B. 患者的肺功能损害严重：$FEV_1/FVC<50\%$，$FEV_1<1.5L$
C. 心功能不稳定
D. 对诱发剂吸入明确超敏
E. 妊娠

16. 关于肺栓塞的抗凝治疗叙述错误的是（ ）。
A. 直接使用华法林
B. 使用普通肝素，然后过渡到口服华法林
C. 使用低分子肝素抗凝治疗 5 天后改为口服华法林
D. 使用低分子肝素 + 口服华法林，5 天后停用低分子肝素
E. 使用肝素和华法林，待 INR≥2.0 连续 2 天时，停用肝素治疗

17. 肺炎大叶实变时患侧可出现（ ）。
A. 胸廓下陷，呼吸运动减弱
B. 胸膜摩擦音
C. 气管偏向患侧
D. 叩诊浊音，语颤增强，出现支气管呼吸音
E. 语颤减弱，语音传导减弱

18. 阻塞性肺气肿后期的病理改变是（ ）。
A. 肺组织血管床大量减少
B. 主支气管阻塞
C. 生理无效腔增大
D. 肺内动静脉分流
E. 肺泡与毛细血管间的气体弥散面积减少

19. 慢性肺脓肿与慢性纤维空洞型肺结核的区别是前者常有（ ）。
A. 急性发病史

B. 痰结核杆菌阴性

C. 痰有臭味

D. 杵状指

E. 消瘦

20. 阻塞性睡眠呼吸暂停综合征须与下列哪些疾病鉴别（　）。

A. 上气道阻力综合征

B. 发作性睡病

C. 慢性喉炎

D. 原发性鼾症

E. COPD

三、案例分析题（每个案例至少有3个提问，每个提问有多个备选答案，其中正确答案有1个或几个）

（1~3题共用题干）

一产妇分娩后长时间卧床3周起床活动时突然出现头晕、心悸、发绀、呼吸困难，紧急抢救后脱离危险，X线检查发现右肺大片阴影。

1. 诊断首先考虑（　）。

A. 急性肺炎

B. 肺结核

C. 肺癌

D. 肺栓塞

E. 异物吸入

2. 实验室检查结果：FDP（纤维蛋白原降解产物）15mg/L，DD阳性（胶乳法）。结合临床资料，可确诊患者发生（　）。

A. 急性肺水肿

B. 肺淤血

C. 肺出血

D. 肺栓塞

E. 异物吸入

3. 给予t-PA和肝素治疗后患者逐渐好转，此时的注意事项包括（　）。

A. 纤维蛋白原含量应降至1g/L以下

B. 血小板数 $<50\times10^9/L$

C. APTT延长至2.5倍

D. 纤维蛋白（原）降解产物应持续高于正常

E. APTT维持在正常的1.5~2.5倍

（4~6题共用题干）

患者，男性，31岁。因咽痛6天、气急2天、发热12小时入院。患者于3个月前因慢性肾炎、尿毒症行同种异基因肾移植术，术后肾功能有明显好转，尿常规正常，一直服用环孢素A 2mg/d，硫唑嘌呤25mg/d，泼尼松25mg/d维持抗排异治疗。术后第97天（即入院前6天）自感咽痛、流涕，无咳嗽、发热，自服板蓝根、吲哚美辛症状未见改善。入院前2天起轻微活动后即感气急，呈进行性加重、端坐呼吸，伴发热、轻微干咳。体检：体温38.7℃，脉搏150次/分，呼吸50次/分，血压150/83mmHg。意识不清，气急，口唇黏膜及四肢末端发绀明显。眼睑水肿、瞳孔等大等圆，光反应消失。双肺呼吸音粗糙，未闻及干湿性啰音。

4. 为明确诊断，必须做的辅助检查是（　）。

A. 血常规、尿常规、便常规

B. 血氧饱和度或者动脉血气

C. 肾功能

D. 胸部床旁片

E. 腹部平片

F. 血和尿淀粉酶

5. 鼻导管吸氧 8L/min，动脉血气检查 pH 7.45，$PaCO_2$ 27mmHg，PaO_2 40mmHg。床旁 X 线胸片示双侧肺弥漫性浸润影。紧急的处理措施是（　）。
A. 提高鼻导管吸氧浓度
B. 应用呼吸兴奋剂
C. 气管插管辅助机械通气
D. 静脉注射利尿剂
E. 应用甘露醇
F. 无创机械通气

6. 急诊接诊后即行气管插管、机械通气，安全送入病房。机械通气加用呼气末正压通气（PEEP）5cmH_2O，因 PaO_2 回升不满意，短时间应用过纯氧。第 2 天患者神志转清。入院后经气管插管收集 12 小时下呼吸道分泌物，离心、消化，涂片，吉姆萨染色找到囊壁不着色，内含 4、6 或 8 个呈红色或紫红色的囊内小体的肺孢子菌。下一步抗感染治疗选择的药物为（　）。
A. 林可霉素
B. 环丙沙星
C. 碳氢霉烯类
D. 丁胺卡那
E. SMZco
F. 阿奇霉素

（7~10 题共用题干）

患者，男性，29 岁。受寒后发热、咳嗽、胸痛 1 周，经抗感染治疗后胸痛消失，但出现胸闷、憋气、乏力。查体：左下肺叩浊音，呼吸音消失。血常规：WBC $13.4 \times 10^9/L$，N 78%。

7. 为明确诊断需做哪些辅助检查（　）。
A. ESR
B. X 线胸片
C. 血常规
D. 腹部彩超
E. PPD 试验
F. 血气分析

8. 胸片提示左肺反抛物线形大片密度增高阴影，肋膈角消失，进一步最有助于诊断的检查（　）。
A. B 超
B. CT
C. ECG
D. 胸腔积液检查
E. ESR
F. PPD

9. 该患者最可能的诊断为（　）。
A. 胸膜间皮瘤
B. 结核性胸膜炎
C. 化脓性胸膜炎
D. 恶性胸腔积液
E. 肺炎
F. 肺脓肿

10. 该病的治疗原则是（　）。
A. 控制感染
B. 引流胸腔积液
C. 防治并发症
D. 促使肺复张
E. 恢复肺功能
F. 预防复发

（11~16 题共用题干）

患者，男性，60 岁。慢性支气管炎、肺气肿 20 年，冠心病史 5 年。因呼吸困难加重 2 天、意识碍障 1 小时就诊。查体：浅昏迷，呼吸困难，口唇发绀，球结膜轻度水肿。BP 170/110mmHg，双肺散在干啰音，中下部湿啰音，HR 128 次/分，节律不整，肝略大，下肢水肿（±）。

11. 主要考虑的诊断是（　）。
A. 冠心病、心力衰竭、心律失常
B. 高血压合并脑出血
C. 肺心病合并冠心病、呼吸衰竭
D. 呼吸衰竭、肺性脑病
E. 肺心病合并冠心病、心力衰竭、呼吸衰竭

12. 下列哪项检查对诊断最有意义（　）。
A. 床头胸片
B. 床头心电监测
C. 肾功及离子测定
D. 动脉血气分析
E. 头部 CT 检查

13. 血气分析 $PaCO_2$ 93mmol/L，PaO_2 40mmHg，HCO_3^- 22mmol/L，pH 7.20，BE −7mmol/L。据此，诊断何种类型的酸碱失调（　）。
A. 失代偿性代谢性酸中毒
B. 失代偿性呼吸性酸中毒
C. 失代偿性代谢性碱中毒
D. 失代偿性呼吸性碱中毒
E. 失代偿性呼吸性酸中毒合并代谢性酸中毒
F. 失代偿性呼吸性酸中毒合并代谢性碱中毒

14. 对该患者的抢救需特别注意的是（　）。
A. 保持呼吸道通畅
B. 大量应用快速利尿剂
C. 迅速纠正心律失常
D. 强心、利尿、扩血管综合措施
E. 足量的止血药物及脑保护药物

15. 该患者经抢救后意识一度清醒，随即又出现谵语、躁动。可能的原因是（　）。
A. 呼吸性酸中毒合并代谢性碱中毒
B. 脑血管意外
C. 心力衰竭加重
D. 肺部炎症
E. 血压波动
F. 低钠血症

16. 需做哪些检查（　）。
A. 头颅 CT
B. 血生化
C. 血气分析
D. 肾功能
E. 心脏超声
F. 腹部平片

（17~22 题共用题干）

患者，男性，71 岁。反复咳嗽、咳痰 30 余年，活动后气短 10 余年，双下肢水肿 5 年，加重 8 天。患者既往吸烟 50 年，30 多年来，患者反复于冬春季节出现咳嗽、咳痰，痰多呈白色泡沫状，易咳出。十余年来逐渐出现气短，活动后加重，近 5 年出现心悸、尿少，伴双下肢水肿。曾多次住院，诊断为“慢性支气管炎急性发作、慢性阻塞性肺气肿、慢性肺源性心脏病、心功能不全、Ⅰ型呼吸衰竭”。并且曾应用呼吸机辅助治疗。8 天前感冒后上述症状加重，神志恍惚，咳黄痰，气短加重，心悸、尿少、双下肢水肿。在急诊行呼吸机辅助通气及抗炎、解痉、利尿治疗 4 天，为进一步诊治转入病房。发病以来患者无发热、咯血、胸痛及无盗汗。

17. 对于该患者的问诊应围绕（　）。
A. 咳嗽、咳痰在什么季节易发生
B. 每次发病有无诱因
C. 有无消瘦、乏力、低热、盗汗
D. 是否每年均发病
E. 咳痰量、颜色、性状、有无特殊气味
F. 近期加重有何诱因

18. 查体：T 36.4℃，R 24 次/分，P 102 次/分，BP 140/80mmHg。神志清楚，呼吸略促，自动体位，球结膜轻度水肿，口唇发绀，气管居中，无三凹征。浅表淋巴结未触及肿大，颈静脉充盈。胸廓对称，双侧呼吸运动减弱，双肺散在小水泡音及干鸣音，心率 102 次/分，律齐，剑突下心脏搏动明显增强，肺动脉瓣听诊区 $P_2 > A_2$，肺肝界下移，肝肋下 3cm，无触痛，双下肢指压痕（+），未见杵状指、四肢末梢发绀。根据已有的问诊结果，体格检查时重点注意（　）。

A. 神志
B. 步态
C. 有无颈静脉怒张
D. 有无皮疹
E. 四肢末梢有无发绀
F. 肺动脉瓣听诊区 P_2 是否亢进

19. 根据体格检查结果，为明确诊断和治疗方案，需完善哪些检查（　）。

A. 血常规
B. 肝肾功及尿常规
C. 血离子、动脉血气分析
D. 支气管造影
E. 过敏原检测
F. 肺功能

20. 该患者肺功能可表现为（　）。

A. 肺活量增加
B. 残气量增加
C. 功能残气量减少
D. 一氧化碳弥散量增加
E. 肺总量增加
F. 吸入支气管舒张剂后 $FEV_1/FVC < 70\%$，$FEV_1 < 80\%$ 预计值

21. 如对该患者进行无创机械通气，叙述正确的是（　）。

A. 用于有创正压通气的呼吸机无法进行无创正压通气
B. 首先将呼吸机的吸气压力调到较高水平后再与患者连接
C. 为了提高动脉血氧分压，吸氧浓度可不加限制
D. 目前最常用的通气模式是 CPAP（持续气道正压）和 BiPAP（双水平气道正压通气）
E. 尽量给予 >100mmHg 的 PEEP（呼气末正压）
F. 应用 CPAP 从低水平开始，逐渐增加至合适水平，既可提高舒适性又可保证通气效果

22. 如经药物和 NIPPV 治疗后，患者呼吸衰竭仍进行性恶化，出现意识障碍，立即气管插管，有创机械通气，则下列哪些通气模式不能选用（　）。

A. PSV
B. CPAP
C. VC
D. PC
E. A/C
F. SIMV + PSV

（23~30 题共用题干）

患者，女性，56 岁。以反复咳嗽、气促伴发热 3 个月余，加重伴左侧胸痛、胸闷 10 天入院。患者咳嗽为干咳，伴乏力，无寒战，无咯血、喘鸣，食欲尚可。3 个月前当地医院拟诊左侧结核性胸膜炎经常规抽液抗结核 + 泼尼松治疗 1 个月好转出院，出院后一直用 INH + RFP + PZA 三联抗结核。查体：T 38.5℃，右唇缘内侧可见一溃疡面，无分泌物附着，浅表淋巴结未触及。左下肺叩诊稍浊，右肺叩诊呈清音，双下肺呼吸音

弱，左下肺尤甚，双肺未闻及干、湿啰音。心影稍向左右扩大，HR 108 次/分，律整，杂音（-）。肝脾未及，腹水征（-），无杵状指。

23. 门诊需完善哪些主要辅助检查（ ）。
   A. 心脏彩超
   B. 心电图
   C. 血生化
   D. PPD 皮试
   E. 血常规
   F. 胸部 X 线检查

24. 胸片示左下肺呈大片状均匀密度增高影，左肋膈角消失，右肋膈角变钝，心影增大，心尖圆钝。血 WBC 6.0×10^9/L，N 0.70，L 0.30。对该患者应考虑可能存在哪些疾病（ ）。
   A. 恶性肿瘤
   B. 结缔组织疾病
   C. 心包积液
   D. 双侧胸腔积液
   E. 肺结核
   F. 肺水肿

25. 为尽快明确诊断，患者入院后需要完善哪些辅助检查（ ）。
   A. 胸部 B 超 + 胸腔积液定位
   B. 心脏超声 + 腹部 B 超
   C. 痰涂片 + 细菌培养（含抗酸杆菌）
   D. 胸腔穿刺抽液术 + 胸膜活检
   E. 胸腔积液常规 + 生化 + ADA
   F. 胸腔积液肿瘤标志物 + 胸腔积液细胞学
   G. PPD 皮试 + 血清补体和 ENA 系列

26. 胸部 B 超示左侧胸腔中等量积液，右侧胸腔小量积液。左侧胸腔积液常规：血性积液，细胞数 630，其中单核细胞占 70%，嗜酸性粒细胞占 3.5%；积液生化：pH 7.35，蛋白 41g/L，葡萄糖 2.7mmol/L，ADA 35U/L，LDH 280U/L。以下可用于判断胸腔积液性质的指标有哪些（ ）。
   A. 胸腔积液 pH 值
   B. 胸腔积液蛋白含量
   C. 胸腔积液葡萄糖、胸腔积液常规
   D. 血清/胸腔积液清蛋白梯度
   E. ADA
   F. 胆固醇浓度

27. 不是该患者出现胸腔积液原因的是（ ）。
   A. 缩窄性心包炎
   B. 急性肾小球肾炎
   C. 充血性心力衰竭
   D. 系统性红斑狼疮
   E. 急性胰腺炎
   F. 黏液性水肿

28. 胸膜活检病理检查见少量纤维组织，未见癌及结核征象；胸腔积液细胞学未见癌细胞，CEA 10μg/L；胸腔积液涂片未见抗酸杆菌；PPD 皮试阴性；抗结核抗体阴性；血常规 WBC 7.5×10^9/L，N 0.73，RBC 2.5×10^{12}/L，Hb 90g/L，PLT 8.9；尿常规示细胞管型（+），蛋白（+）；彩超示少量心包积液。根据目前情况，为进一步明确诊断，该患者尚须完善以下哪些主要辅助检查（ ）。
   A. 胸部 CT
   B. 肿瘤指标 5 项
   C. 胸腔积液找狼疮细胞
   D. 血清/胸腔积液抗核抗体谱
   E. 血清/胸腔积液补体 C3、C4 免疫复合物测定
   F. 支气管镜检查

29. 胸腔积液抗核抗体 1∶640，血清/胸腔积液 C3、C4 均降低；胸腔积液狼疮细胞（+）；血清抗 Sm 抗体（+）。支气管镜检查：气管支气管未见异常。该患者目前最可能的诊断是（　）。
A. 结核性胸膜炎
B. 系统性红斑狼疮并浆膜腔积液
C. 类风湿关节炎并胸膜炎
D. 急性肾小球肾炎
E. 类肺炎性胸腔积液
F. 恶性胸腔积液

30. 对该患者的治疗措施有哪些（　）。
A. 胸穿抽液减压
B. 抗结核化疗
C. 应用糖皮质激素
D. 应用环磷酰胺
E. 静脉注射大剂量丙种球蛋白

（31～38 题共用题干）

患者，男性，49 岁。因咳嗽、痰中带血、呼吸困难 1 周入院。既往健康，无结核病史。查体：体温 36.8℃，脉搏 80 次/分，呼吸 23 次/分，血压 125/65mmHg。形体消瘦，精神差，浅表淋巴结未触及，双肺呼吸音增粗，可闻及散在性的中小水泡音，心率 80 次/分，律齐，无杂音，肝脾未扪及。实验室检查：血常规：Hb 104g/L，WBC $5.6 \times 10^9/L$，N 0.66，L 0.34，ESR 50mm/h；肝功能正常，AFP（-）。X 线胸片示双肺散在大小不等、分布不均、部分边缘不清的结节影，大者约 3.0cm × 2.0cm，以中上肺野为主，少数呈片状融合，双肺门增大，左肋膈角变钝。

31. 该患者的初步诊断有哪些（　）。
A. Ⅲ型肺结核
B. 结节病
C. 肺转移瘤
D. 肺原发性恶性淋巴瘤
E. 间质性肺炎
F. 肺尘埃沉着病

32. 该患者还需完善哪些主要辅助检查以进一步明确诊断（　）。
A. 胸部 CT
B. 肿瘤标志物
C. PPD 皮试
D. 痰涂片找抗酸杆菌
E. 胸部 B 超
F. 支气管镜检查

33. 胸部 CT 示双肺上叶散在分布大小不等结节影，大者直径约 2.0cm，结节边缘欠清，左肺下叶背段、外基底段见片状及结节影，双侧肺门淋巴结肿大，左侧胸膜后上部局限性增厚粘连。支气管镜活检病理报告：左下叶背段肺组织符合结节病。经一般对症支持治疗后出院，8 个月后复查胸片示双肺病灶有明显吸收。该患者确定诊断是（　）。
A. 胸内结节病Ⅲ期
B. 胸内结节病Ⅰ期
C. 胸内结节病Ⅱ期
D. 胸内结节病Ⅳ期
E. 无法诊断

34. 关于结节病，以下叙述正确的有哪些（　）。
A. 一种多系统多器官受累的肉芽肿性疾病
B. 多表现为一种自限性疾病
C. 多数预后欠佳，但少数有自然缓解趋势
D. 结节病是未知抗原与机体免疫功能相互抗衡的结果
E. 常侵犯肺、双侧肺门淋巴结

F. Kvein 试验对结节病的诊断意义有限

35. 该疾病应和哪些疾病相鉴别（ ）。
A. 支气管肺癌
B. 淋巴瘤
C. 肺门淋巴结结核
D. 肺门转移性肿瘤
E. 外源性变应性肺泡炎
F. 硅沉着病

36. 以下可用于治疗结节病的药物有哪些（ ）。
A. 泼尼松
B. 氯喹
C. 维生素 D
D. 甲氨蝶呤
E. 钙尔奇 D
F. 硫唑嘌呤

37. 关于结节病的治疗，以下不正确的叙述有哪些（ ）。
A. 病情稳定，无症状者无需治疗
B. Ⅰ、Ⅱ、Ⅲ期症状明显患者均需要尽早治疗
C. 结节病皮肤受累无需治疗
D. 血、尿钙持续升高患者应予糖皮质激素治疗
E. sACE 水平明显升高患者应予糖皮质激素治疗

38. 结节病的主要病理特征有（ ）。
A. 肺泡内淋巴细胞、单核细胞和巨噬细胞浸润
B. 非干酪样坏死性结节病肉芽肿
C. 肉芽肿周围的非特异性纤维化
D. 巨噬细胞胞质中可见舒曼小体、双折光结晶及星状小体等包涵体
E. 早期肺泡壁细胞浸润、增厚、间质纤维化
F. 结节主要由类上皮细胞组成，中央见干酪样坏死，周围淋巴细胞密集

（39~42 题共用题干）

患者，男性，42 岁。因间断性咳嗽，活动后胸闷、气短、轻度喘息 3 个月入院。既往吸烟史 20 年，2~3 包/天。入院体检一般情况可，意识清醒，巩膜、皮肤无黄染，全身浅表淋巴结未及肿大，心率 76 次/分，律齐，两肺呼吸音略低、清，未闻及干湿啰音及 Velcro 啰音。胸片、胸部 CT 示两肺纹理增多紊乱，两肺弥漫性小结节、囊状病灶，以两上肺为主。

39. 该患者初步诊断应考虑（ ）。
A. 肺泡细胞癌
B. 结节病
C. 支气管扩张
D. COPD
E. 特发性肺纤维化
F. 急性粟粒型肺结核

40. 入院后检查：PPD 5U（-）；肿瘤五项（-）；血气分析：pH 7.39，$PaCO_2$ 43.5mmHg，PaO_2 113mmHg，SaO_2 0.98。肺功能：FEV_1/FVC 87.3%，FRV 占预计值 54.3%，RV 占预计值 80.1%，RV/TLC 30.8%，为限制性通气功能障碍。对进一步明确诊断最有意义的检查是（ ）。
A. 支气管肺泡灌洗
B. 支气管镜 TBLB（经支气管肺活组织检查）
C. 开胸肺活检
D. 血清血管紧张素转换酶（ACE）检测
E. 抗中性粒细胞胞质抗体（ANCA）检测
F. 风湿 3 项

41. 患者入院后第 3 天胸闷加重，并出现呼吸困难，床边胸片示左肺气胸，压缩 50%。该症状最支持的诊断是（　）。
A. 肺朗格汉斯细胞组织细胞增生症
B. 结节病
C. 淋巴管平滑肌瘤病
D. Wegener 肉芽肿
E. 支气管扩张
F. 变应性肺泡炎

42. 入院后第 6 天，患者行开胸肺活检，病理 HE 染色发现典型的 LC 细胞。要明确诊断还需免疫组化检查的阳性指标是（　）。
A. ATP 酶和 S-100 蛋白
B. CD86
C. 细胞表面 CDⅠa 抗原
D. CD68 抗原
E. β 整合素
F. CDⅡa
G. 细胞胞质中 Birbeck 颗粒

(43~45 题共用题干)

患者，男性，70 岁。因 COPD（慢性阻塞性肺疾病）急性加重而住院治疗。经过积极的抗感染、平喘、祛痰等治疗后症状好转。今晨下地行走后出现明显的气促加重，经过氧疗和雾化吸入支气管舒张剂等治疗后气促缓解不明显。查体：体温 36.8℃，脉搏 122 次/分，呼吸 32 次/分，血压 140/80mmHg。唇舌轻度发绀（吸氧 3L/min 状态下），气管无明显偏移，呼吸稍费力，桶状胸，呼吸动度减弱，语颤减弱，叩诊过清音，双侧基本对称，肺泡呼吸音明显减弱，闻及呼气相干啰音，未闻湿啰音。心率 122 次/分，律整，心音稍低钝，无杂音。

43. 患者气促加重的原因主要考虑有（　）。
A. COPD 急性加重
B. 心功能不全
C. 肺动脉栓塞
D. 合并肺部感染
E. 合并自发性气胸
F. 呼吸肌疲劳

44. 胸部 X 线检查发现右侧气胸，气胸线距离胸壁 1.5cm。下列对于气胸叙述正确的是（　）。
A. 症状严重，属于胸腔大量积气
B. 属于张力性气胸
C. 属于不稳定型气胸
D. 气胸伴有心功能不全
E. 气胸不一定是气促加重的原因

45. 针对气胸，目前治疗上首选（　）。
A. 试验抗心衰治疗，观察对治疗的反应
B. 胸穿抽气治疗
C. Heimlich 单向阀门引流
D. 胸腔闭式引流
E. 胸腔闭式引流 + 持续低负压吸引

参考答案

一、单选题

1. B	2. D	3. E	4. A	5. A	6. D	7. D	8. E	9. D	10. B
11. B	12. C	13. E	14. D	15. B	16. C	17. D	18. E	19. D	20. E
21. A	22. A	23. A	24. D	25. A	26. A	27. C	28. C	29. C	30. C
31. C	32. B	33. A	34. B	35. A					

二、多选题

1. BC	2. CDE	3. ABDE	4. ABDE	5. ABC
6. ABCD	7. AC	8. ABDE	9. ADE	10. CD
11. ABD	12. ABCE	13. BD	14. BC	15. BCDE
16. ACD	17. BD	18. ACDE	19. ABCD	20. ABD

三、案例分析题

1. D	2. D	3. E	4. B	5. C
6. E	7. ABCEF	8. D	9. C	10. ABDE
11. D	12. D	13. E	14. A	15. ABF
16. ABC	17. ABCDEF	18. ACEF	19. ABCF	20. BEF
21. DF	22. AB	23. BCDEF	24. ABCDE	25. ABCDEFG
26. ABCDEF	27. ABCEF	28. ABCDEF	29. B	30. CDE
31. ABCDEF	32. ABCDF	33. C	34. ABDEF	35. ABCDEF
36. ABDF	37. C	38. ABCD	39. ABD	40. C
41. A	42. ACG	43. BCE	44. C	45. D

高级卫生专业技术资格考试用书
呼吸内科学模拟试卷（五）

中国协和医科大学出版社
北　京

模拟试卷（五）

一、单选题（以下每道考题有5个备选答案，请选择1个最佳答案）

1. 正常人肩胛间区第3、4胸椎水平可听及的呼吸音是（　）。
   A. 支气管肺泡呼吸音
   B. 支气管呼吸音
   C. 肺泡呼吸音
   D. 持续性呼吸音
   E. 粗糙性呼吸音

2. 典型肺炎链球菌肺炎的临床特征是（　）。
   A. 寒战、高热、胸痛、咳嗽、咳铁锈色痰
   B. 寒战、高热、咳嗽、脓痰、呼吸困难
   C. 寒战、高热、咳嗽、脓痰、胸膜摩擦音
   D. 胸痛、咳嗽、脓痰、呼吸困难
   E. 发热、咳嗽、咳痰、双肺干湿啰音

3. 慢性阻塞性肺部疾病进展时，实验室检查最早表现不正常的是（　）。
   A. 肺泡–动脉氧差
   B. X线胸片
   C. 呼气峰流速
   D. 第一秒用力呼气量
   E. 残气量占肺总量的比值

4. 肺炎胸痛放射到上腹部时提示病变累及（　）。
   A. 膈胸膜
   B. 肋胸膜
   C. 脏胸膜
   D. 患侧肺的下叶
   E. 纵隔胸膜

5. 关于慢性肺心病病因的叙述哪项正确（　）。
   A. 由睡眠呼吸暂停综合征引起
   B. 80%~90%由支气管哮喘引起
   C. 重症肺结核引起的较少
   D. 胸廓运动障碍性疾病引起的多见
   E. 肺血管疾病引起的少见

6. 结节病肺部X线表现的特征是（　）。
   A. 双侧肺门、纵隔淋巴结肿大
   B. 单侧肺门、纵隔淋巴结肿大
   C. 肺门淋巴结肿大伴钙化
   D. 双肺弥漫性结节影
   E. 双肺弥漫性纤维条索影

7. 大量胸腔积液所致呼吸困难最有效的治疗措施是（　）。
   A. 持续吸氧
   B. 使用强效利尿剂
   C. 静注糖皮质激素
   D. 立即胸腔穿刺排液
   E. 静注氨茶碱

8. 对肺段以上肺动脉内血栓的诊断敏感性和特异性较高的检查是（　）。
   A. 肺动脉造影
   B. 超声心动图
   C. 磁共振显像
   D. 增强CT

E. 放射性核素肺通气/灌注扫描

9. 结核性干性胸膜炎最重要的体征是（ ）。
A. 胸部压痛
B. 语颤减弱
C. 胸膜摩擦音
D. 呼吸音降低
E. 呼吸音增强

10. 肺癌的副癌综合征中高钙血症与下列哪项有关（ ）。
A. ACTH
B. 异位 ADH
C. 促性腺激素
D. 5–羟色胺
E. 异位性甲状旁腺激素

11. 突发性胸痛伴咯血和呼吸困难见于（ ）。
A. 肺血栓栓塞症
B. 肺炎
C. 肺脓肿
D. 肺结核
E. 支气管扩张

12. 空洞型肺结核空洞残留一些干酪组织，长期查痰阴性，临床诊断为（ ）。
A. 开放菌阴性综合征
B. 张力性空洞
C. 血行播散型肺结核
D. 粟粒型肺结核
E. 活动性肺结核

13. 治疗弥漫性泛细支气管炎首选的药物是（ ）。
A. 青霉素
B. 红霉素
C. 环丙沙星
D. 利福平
E. 氨曲南

14. 突发胸痛患者，可以除外急性肺血栓栓塞症的检查是（ ）。
A. 下肢超声发现有深静脉血栓
B. 心脏超声正常
C. 心电图正常
D. ELISA 法检测血浆 D–二聚体正常
E. 心肌酶正常

15. 对氧疗基本无效的肺功能异常是（ ）。
A. 通气障碍
B. 肺内动静脉交通支开放
C. V/Q 比值失调引起的功能性分流
D. 死腔样通气
E. 气体弥散障碍

16. 肺活检或支气管肺泡灌洗液过碘酸希夫（PAS）染色阳性见于下列哪一种疾病（ ）。
A. 结节病
B. 系统性红斑狼疮肺损害
C. 组织细胞增生症
D. 特发性肺纤维化
E. 肺泡蛋白沉积症

17. 普通型肺炎链球菌肺炎的最主要的治疗措施是（ ）。
A. 卧床休息，补液
B. 给氧
C. 退热镇痛
D. 祛痰止咳
E. 选用敏感抗生素

18. 鼻和口腔气流及胸腹式呼吸同时停止是哪型睡眠呼吸暂停（ ）
A. 阻塞性
B. 中枢性

C. 混合性
D. 单纯性
E. 都不是

19. 胸腔积液检查为漏出液的疾病是（　）
A. 结核性胸膜炎
B. 胸膜肿瘤
C. 创伤性胸膜炎
D. 化脓性胸膜炎
E. 肾病综合征

20. 干性支气管扩张的主要临床表现是（　）。
A. 每年冬季、春季咳嗽，咳痰
B. 长期反复咯血
C. 咳嗽、低热、乏力
D. 高热、咳嗽、大量脓臭痰
E. 咳嗽、喘息、活动后呼吸困难

21. 肺泡和细支气管腔内充满不可溶性富磷脂蛋白质物质的疾病是（　）。
A. 间质性肺疾病
B. 特发性肺纤维化
C. 特发性间质性肺炎
D. 肺泡蛋白沉积症
E. 结节病

22. 下列哪一项措施可以预防气胸复发（　）。
A. 预防性使用抗生素
B. 胸腔持续闭式负压吸引
C. 长期低流量氧疗
D. 长期卧床休息
E. 化学性胸膜固定术

23. 对肺泡蛋白沉积症有诊断价值的染色方法是（　）。
A. 刚果红染色
B. PAS 染色
C. CDⅠa 染色
D. 奥星蓝染色
E. 黏蛋白卡红染色

24. 晚发性 HAP 通常的界定时间是（　）。
A. ≥5 天
B. ≥7 天
C. ≥10 天
D. ≥14 天
E. ≥15 天

25. 对特发性肺间质纤维化临床评价疗效最主要的指标是（　）。
A. 肺部体征
B. X 线胸片
C. 红细胞沉降率
D. 血乳酸脱氢酶
E. 动脉血气分析

26. 结节病的分期依据是（　）。
A. 病情严重程度
B. 受累脏器的多少
C. X 线胸片影像表现
D. 胸部 CT
E. 胸部高分辨 CT（HRCT）

27. 咯血最常见的原因是（　）。
A. 肺淤血
B. 肺炎
C. 肺结核
D. 支气管肺癌
E. 肺梗死

28. 葡萄球菌肺炎胸部 X 线特征之一是肺段或肺叶实变可形成空洞或液气囊腔，另一特征是（　）。
A. 支气管充气征
B. X 线阴影的易变性
C. 大片阴影
D. 肺纹理增粗

E. 肺叶稍模糊

29. 吸入性肺脓肿致病菌多为（　）。
A. 肺炎克雷伯菌
B. 厌氧菌
C. 葡萄球菌
D. 结核分枝杆菌
E. 大肠埃希菌

30. 单纯由肺疾病引起的弥漫性肺出血见于下列哪种疾病（　）。
A. 特发性肺含铁血黄素沉着症
B. Goodpasture 综合征
C. 韦格纳肉芽肿
D. 系统性红斑狼疮
E. 显微镜下多血管炎

31. 男性，20 岁。受凉后高热 5 天，咳嗽，咳铁锈色痰。辅助检查：血白细胞数增高，胸片呈右上叶片状阴影，首选抗生素为（　）。
A. 青霉素
B. 红霉素
C. 庆大霉素
D. 头孢唑啉钠
E. 丁胺卡那霉素

32. 内分泌紊乱综合征多见于（　）。
A. 肺泡细胞癌
B. 鳞状上皮细胞癌
C. 小细胞未分化癌
D. 腺癌
E. 大细胞未分化癌

33. 慢性呼吸衰竭急性加重常见的诱因是（　）。
A. 呼吸兴奋剂使用不当
B. 感染
C. 高浓度吸氧
D. 呼吸机使用不当
E. 抗生素使用不当

34. 吸入性肺脓肿的好发部位是（　）。
A. 下叶背段或上叶后段
B. 下叶后基底段
C. 上叶前段
D. 中叶内侧段
E. 舌叶

35. 某糖尿病患者，女性，58 岁。突发高热、寒战、左胸痛，咳嗽，咳大量黄脓性带血丝性痰液。X 线显示右下肺叶实变，并多个液气囊腔。最可能的诊断是（　）。
A. 干酪性肺炎
B. 支原体肺炎
C. 葡萄球菌性肺炎
D. 克雷伯杆菌性肺炎
E. 大叶性肺炎

二、多选题（以下每道考题有 5 个备选答案，每题至少有 2 个正确答案）

1. 胸腔积液引起的呼吸困难与哪项有关（　）。
A. 患侧膈肌受压
B. 运动
C. 胸廓顺应性下降
D. 咳嗽
E. 纵隔移位

2. 肺炎大叶实变时患侧可出现（　）。
A. 胸廓下陷，呼吸运动减弱
B. 叩诊浊音，语颤增强，支气管呼吸音
C. 气管偏向患侧

D. 胸膜摩擦音
E. 语颤减弱，语音传导减弱

3. 治疗 COPD 所致轻度失代偿慢性呼吸衰竭的措施是（ ）。
A. 无创通气
B. 滴注碳酸氢钠
C. 吸入 60% 浓度氧气
D. 静脉推注氨茶碱
E. 雾化吸入 β_2 受体激动剂和/或抗胆碱能类药物

4. 关于气道高反应性的叙述正确的是（ ）。
A. 不受遗传因素的影响
B. 病毒性上呼吸道感染时可出现
C. 是支气管哮喘患者的共同病理特征
D. 与长期吸烟无关
E. 与气道炎症有关

5. 支气管扩张继发感染常见的细菌是（ ）。
A. 铜绿假单胞菌
B. 金黄色葡萄球菌
C. 流感嗜血杆菌
D. 卡他莫拉菌
E. 肺炎链球菌

6. 影像学引导的经皮穿刺活检术的禁忌证包括（ ）。
A. 严重肺气肿
B. 广泛纤维化
C. 高血压
D. 可疑肺血管病变
E. 患者不能配合

7. 肺血管畸形伴肺动脉高压见于（ ）。
A. 单纯肺动脉瓣狭窄
B. 先天性单侧肺动脉缺如
C. 肺动脉异常起源于升主动脉
D. 特发性肺动脉扩张
E. 多发性肺动脉狭窄

8. 下列关于肺部真菌感染的治疗方案正确的是（ ）。
A. 隐球菌肺炎首选氟康唑
B. 光滑念珠菌感染首选氟康唑
C. 毛霉菌肺炎选择两性霉素 B + 手术治疗
D. 肺孢子菌肺炎首选 SMZ-TMP
E. 侵袭性肺曲菌病可选择两性霉素 B、伊曲康唑、伏立康唑及卡泊芬净等

9. 慢性呼吸衰竭患者具备以下哪些条件可继续行无创通气治疗（ ）。
A. 血流动力学不稳定
B. 神志清楚，能够合作
C. 分泌物过多，排痰不利
D. 鼻、面部有外伤
E. 能够耐受鼻罩和/或面罩

10. IgG 增高见于（ ）。
A. 肾病综合征
B. 慢性肝炎
C. 重链病
D. 链球菌感染
E. 轻链病

11. 关于肺曲菌病叙述正确的有（ ）。
A. 曲菌球常继发于肺囊肿、支气管扩张、肺脓肿和结核空洞
B. 侵袭性曲菌病的胸部 CT 特征有晕轮征、新月征等
C. 曲菌病的治疗药物首选氟康唑
D. 变应性支气管肺曲菌病患者症状可表现为哮喘样发作
E. 曲菌球的 X 线表现是原有的慢性空洞内有一团球影，随着体位改变在

空腔内移动

12. 肺炎链球菌肺炎患者有明显麻痹性肠梗阻时应采取（　）。
A. 补充蛋白质
B. 胃肠减压
C. 限制饮水
D. 补充维生素
E. 暂时禁食、禁饮

13. 以下哪些属于特殊类型的支气管哮喘是（　）。
A. 运动性哮喘
B. 药物性哮喘
C. 星期一综合征
D. 脆性哮喘
E. 反应性气道功能不全综合征

14. 关于气肿型慢性阻塞性肺气肿叙述正确的是（　）。
A. 多见于老年人
B. 气促不明显
C. 咳嗽轻，痰为黏液性，量少
D. 患者明显瘦弱
E. 呼吸音减弱，湿啰音稀少

15. 属于肺血栓栓塞症原发性危险因素的是（　）。
A. 先天性异常纤维蛋白原血症
B. 纤溶酶原缺乏
C. 蛋白 S 缺乏
D. 血栓调节因子异常
E. 抗心磷脂抗体综合征

16. 以下属于呼吸系统物理防御功能的有（　）。
A. 鼻部加温过滤
B. 喷嚏
C. 咳嗽
D. 黏液–纤毛运输系统
E. 肺泡巨噬细胞吞噬功能

17. 当吸入性肺脓肿为厌氧菌感染时，其敏感药物为（　）。
A. 克林霉素
B. 多西环素
C. 林可霉素
D. 甲硝唑
E. 红霉素

18. 属于阻塞性睡眠呼吸暂停综合征体征的是（　）。
A. 颈围 >40cm
B. 悬雍垂肥大
C. 体重指数 <28
D. 鼻甲肥大
E. 下颌较大

19. 患者，男性，33 岁。确诊支气管扩张症 10 余年，近来咳嗽加剧，咳脓性臭痰，反复咯血，每次约 50ml，伴发热，体温 38℃，气促。查体：左下肺可闻及粗湿啰音，心率 100 次/分，律齐，无杂音。给予支气管镜检查的意义是（　）。
A. 发现出血部位
B. 吸取痰标本行细菌学检查
C. 明确支气管阻塞的原因
D. 确定支气管扩张的程度
E. 选择性做局部支气管造影

20. 结核菌素试验呈阴性反应提示（　）。
A. 没有结核菌感染
B. 是变态反应的前期
C. 应用过肾上腺皮质激素
D. 严重结核病和各种危重患者
E. 原发型肺结核

三、案例分析题（每个案例至少有 3 个提问，每个提问有多个备选答案，其中正确答案有 1 个或几个）

（1~3 题共用题干）

患者，男性，26 岁。既往体健，淋雨后突发高热、寒战、头痛、全身酸痛，第 2 天出现右侧胸痛、咳嗽咳痰，X 线胸片示右上肺大片实变。

1. 体检不会出现的体征是（　）。
   A. 脉率增快
   B. 右上肺语颤增强
   C. 急性病容
   D. 右上肺叩诊浊音
   E. 气管向左侧偏移

2. 最可能诊断为（　）。
   A. 胸膜增厚
   B. 肺脓肿
   C. 大叶性肺炎
   D. 肺结核
   E. 肺梗死

3. 最可能的致病菌是（　）。
   A. 军团菌
   B. 肺炎链球菌
   C. 厌氧菌
   D. 金黄色葡萄球菌
   E. 铜绿假单胞菌

（4~7 题共用题干）

患者，男性，16 岁，低热、咳嗽、咽部不适 2 周，胸部 X 线片示两肺下部网状及按小叶分布的斑片状浸润阴影，血 WBC 10×10^9/L。

4. 患者最可能的诊断是（　）。
   A. 支原体肺炎
   B. 病毒性肺炎
   C. 军团菌肺炎
   D. 肺炎链球菌肺炎
   E. 浸润型肺结核

5. 首选哪项检查以确定诊断（　）。
   A. 痰细菌培养
   B. 痰真菌培养
   C. 冷凝集试验
   D. 血清抗体测定
   E. 痰抗酸杆菌涂片

6. 治疗 2 周后，体温由正常再次升高。考虑出现何种病情变化（　）。
   A. 霉菌感染
   B. 克雷伯菌肺炎
   C. 耐药
   D. 肺炎链球菌肺炎
   E. 肺脓肿

7. 应做何种检查（　）。
   A. 痰培养
   B. 血培养
   C. 胸片
   D. 血常规
   E. 支气管镜

（8~13 题共用题干）

患者，男性，54 岁。因发热、咳嗽、咳黄痰伴左肩疼痛 1 周余入院。3 个月前曾因左侧肺炎在当地经抗生素治疗后好转。既往吸烟史 30 年，20 支/天。查体：体温 38℃，心率 85 次/分，左锁骨上可触及黄豆大小淋巴结 2 个。左肺呼吸音稍低，未闻干、湿啰音。

8. 为明确诊断应做的检查是（　）。
   A. 血常规

B. 痰液细菌培养
C. 红细胞沉降率
D. 胸片
E. 胸部 CT
F. 痰找脱落细胞

9. 血白细胞 $21\times10^9/L$，中性粒细胞 0.89，红细胞沉降率 65mm/h。胸片示左上叶前段密度增深影，CT 示密度增深影内有透亮区。患者的可能诊断是（　）。
A. 社区获得性肺炎
B. 吸入性肺脓肿
C. 血源性肺脓肿
D. 浸润型肺结核
E. 癌性空洞
F. 继发性肺脓肿

10. 经抗生素治疗患者体温稍有下降，但又出现反跳，并出现左肩胸痛加剧，左侧呼吸音进一步下降，左胸肩胛下角下部叩诊呈浊音。应进一步检查的是（　）。
A. 胸片复查
B. 胸部超声检查
C. 磁共振检查
D. 腹部单片
E. 心电图
F. 血清淀粉酶

11. 胸片复查示左下肺大片密度增深影，胸部超声提示左下肺有液性暗区。诊断考虑的疾病是（　）。
A. 院内获得性肺炎
B. 左下叶肺不张
C. 脓胸
D. 肺梗死
E. 吸入性肺炎
F. 血胸

12. 胸片检查示左侧胸腔积液，胸腔穿刺抽出脓液。应进行的处理是（　）。
A. 胸腔穿刺抽液
B. 胸腔置管水封引流
C. 给予祛痰剂
D. 胸腔内注入粘连剂
E. 给予利尿剂
F. 补液

13. X 线胸片复查显示胸腔液体明显减少，但左舌叶空洞扩大，支气管镜检查发现左舌叶支气管开口有新生物，管腔明显变窄。该患者的确定诊断是（　）。
A. 支气管肺癌
B. 支气管内膜结核
C. 继发性肺脓肿
D. 肺大疱
E. 脓胸
F. 坏死性肉芽肿

（14~16 题共用题干）

患者，男性，68 岁。慢性咳嗽、咳痰 23 年，进行性气急加重 5 年。1 周前因感冒上述症状加重入院。血气分析（呼吸空气）示：pH 7.30，$PaCO_2$ 65mmHg，PaO_2 48mmHg。当即给予低流量（浓度）持续氧疗。

14. 对此病例强调低流量（浓度）氧疗是为了避免（　）。
A. 氧中毒
B. 氧气浪费
C. “吸收性” 肺不张
D. CO_2潴留加重
E. 以上都不是

15. 低流量（浓度）氧疗的机制在于（　）。
A. 缺氧时组织氧提取增加
B. 氧离曲线右移、P_{50}增加
C. 缺氧时血红蛋白代偿性增加

D. 缺氧时心输出量增加，氧输送量提高

E. 利用氧离曲线特点在陡直部分增加少许氧分压即可使氧饱和度有较大幅度提高

16. 强调持续性氧疗是由于（　）。

A. 为了避免 CO_2 潴留加重

B. 为了避免 PaO_2 波动幅度过大

C. 为了保证组织氧提取的持续性

D. 间歇氧疗在停止吸氧时已升高的 $PaCO_2$ 不会迅速降低，PaO_2 更加降低，缺氧恶化

E. 以上都不是

（17~19 题共用题干）

患者，女性，35 岁。农民，因高热、咳嗽、咳痰 2 周入院。外院曾经诊断为急性上呼吸道感染，给予头孢菌素治疗 5 天无效。起病以来，食欲减退，乏力，消瘦，夜间盗汗。查体：体温 39.5℃，呼吸 19 次/分，脉搏 106 次/分，血压 120/70mmHg，浅表淋巴结无肿大，心肺无异常发现。ESR 86mm/h，PPD 阴性。白细胞 11×10^9/L，中性粒细胞 0.76。血肥达反应阴性。X 线胸片提示两肺上、中、下广泛粟粒样病灶，分布均匀，大小一致，密度均匀。

17. 该患者最可能的诊断是（　）。

A. 变应性肺炎

B. 亚急性粟粒型肺结核

C. 金黄色葡萄球菌肺炎

D. 慢性血行播散型肺结核

E. 急性粟粒型肺结核

18. 抗结核治疗 1 周后体温仍不退，患者全身乏力明显。关于糖皮质激素治疗的叙述正确的是（　）。

A. 可以静脉注射地塞米松减轻中毒症状

B. 为防止结核进一步播散，不能使用糖皮质激素

C. 可以给予泼尼松片 20mg 顿服，直到肺部病变基本吸收

D. 可以给予泼尼松片 5~10mg 顿服，直到肺部病变完全吸收

E. 可以口服泼尼松片 20mg 顿服，1~2 周，以后每周递减 5mg，用药时间为 4~8 周

19. 抗结核治疗 3 个月后患者出现双侧膝关节痛，引起这种不良反应的药物可能是（　）。

A. 异烟肼

B. 利福平

C. 乙胺丁醇

D. 吡嗪酰胺

E. 异烟肼和乙胺丁醇相互作用

（20~22 题共用题干）

患者，男性，50 岁。因左侧鼻腔流脓血 3 个月，咳嗽、咯血、发热 1 个月入院。体温 38~39℃，予以抗感染治疗无效。辅助检查：血常规示白细胞计数 12.1×10^9/L，血红蛋白 138g/L。尿常规示红细胞（+++）。血类风湿因子 186U/ml，抗核抗体和肿瘤标志物均阴性。胸部 CT 示两肺多发结节影。痰液及支气管肺泡灌洗液均未找到抗酸杆菌。头颅 CT 结果为上颌窦慢性炎症。cANCA 检测值为 1∶320（正常参考值为 <1∶16）。

20. 最可能的诊断是（　）。

A. 变应性肉芽肿性血管炎

B. 韦格纳肉芽肿

C. 显微镜下多动脉炎

D. 结节性多动脉炎

E. 肺出血–肾炎综合征

F. 淋巴瘤样肉芽肿病

21. 左鼻腔黏膜活检病理提示“坏死性肉芽肿”，肾穿刺检查为坏死性肾小球肾炎。本例诊断依据包括（　）。
A. 鼻腔流脓血3个月，咳嗽、咯血、发热1个月
B. 胸部CT发现两肺多发结节影
C. cANCA检测值为1∶320
D. 左鼻腔黏膜活检病理提示“坏死性肉芽肿”
E. 头颅CT显示上颌窦慢性炎症
F. 肾穿刺显示坏死性肾小球肾炎
G. 尿常规示红细胞（+++）

22. 给予泼尼松和环磷酰胺联合治疗后病情未缓解。进一步治疗方案可选择（　）。
A. 糖皮质激素和硫唑嘌呤联合治疗
B. 联合应用大剂量免疫球蛋白静脉注射治疗
C. 选用复方新诺明
D. 肿瘤坏死因子（TNF）-α受体阻滞剂
E. 血浆置换
F. 免疫吸附

（23~25题共用题干）

患者，男性，30岁。3天前受寒后出现寒战、高热，伴咳嗽、咳铁锈色痰，并逐渐加重，气促、烦躁、四肢厥冷。查体：T 39.5℃，P 120次/分，R 28次/分，BP 75/45mmHg，神志模糊，口唇发绀，右肺上野叩诊浊音，语颤增强，可闻及支气管呼吸音。胸片示右肺上野可见大片状致密阴影。血常规：WBC 15×10^9/L，N 0.92。

23. 可能的初步诊断为（　）。
A. 肺炎链球菌肺炎
B. 支原体肺炎
C. 军团菌肺炎
D. 感染性休克
E. 肺脓肿
F. 支气管扩张

24. 为进一步明确诊断，还需要哪些检查（　）。
A. 痰涂片
B. 痰培养
C. 结核抗体
D. 血培养
E. 肺炎支原体抗体测定
F. 军团菌抗体测定

25. 对于该患者的治疗正确的是（　）。
A. 机械通气
B. 应用血管活性药物
C. 应用抗生素
D. 纠正水、电解质和酸碱失衡
E. 补充血容量
F. 胸腔引流

（26~29题共用题干）

患者，女性，15岁。活动后胸闷、气短1年，加重3周。现上一层楼即感不适。无晕厥、发热、关节痛、胸痛和咯血史。既往月经正常，未服用减肥药、避孕药和外伤史。无打鼾。家族史无异常。查体：血压110/70mmHg，呼吸20次/分，心率95次/分。肺动脉瓣区第二心音亢进，三尖瓣区未闻及杂音，双下肢无水肿。超声心动图：左心房内径21mm，左心室舒张末内径40mm，右心室舒张末内径36mm，左心室射血分数66%。估测肺动脉收缩压88mmHg。实验室检查：肝、肾功能正常，乙肝表面抗原阴性，红细胞沉降率正常。甲状腺功能检查无异常。血、尿常规正常。

26. 为明确诊断应检查的项目包括（　）。
A. 心电图+X线胸片
B. 血气分析

C. 肺功能检查
D. 肺血管增强 CT
E. 肺灌注扫描
F. 免疫学全套检查

27. 血气分析：pH 7.42，PO_2 79.7mmHg，PCO_2 33.4mmHg。免疫学全套检查未见异常。心电图示右心肥厚，电轴右偏，V_1~V_6 ST 段压低，T 波倒置。X 线检查示中心肺动脉扩张，外周肺血管纹理少，右心房、室扩大，肺动脉段凸。肺实质和间质未见明显异常；肺功能示肺容量、肺通气功能正常，FEV_1/FVC 95%，小气道功能正常，肺弥散功能轻度减退；肺血管增强 CT 未见肺栓塞征象，肺动脉增宽，右房、室增大。双肺未见实质性改变；肺灌注扫描未见呈肺段性放射性缺损或稀疏，无肺栓塞征象。初步诊断为（　）。
A. 瓣膜性心脏病
B. 特发性肺动脉高压
C. 先天性心脏病
D. 心脏扩大
E. 心功能Ⅲ级
F. 肺血管发育异常

28. 为明确诊断和治疗，需做的检查是（　）。
A. 急性血管扩张试验
B. 颈动脉超声
C. 多导睡眠监测
D. 右心导管
E. 肺动脉造影
F. 腹部超声

29. 右心导管及肺动脉造影示肺动脉高压征象，中心肺动脉扩张，周围肺动脉纤细，未见肺动脉阻塞或狭窄性病变，无分支缺损，无畸形。急性血管扩张试验阳性。可以采取的治疗措施包括（　）。
A. 健康教育
B. 抗凝药
C. 钙离子通道阻滞剂
D. 西地那非
E. 吸氧
F. 血管紧张素转换酶抑制剂

（30~35 题共用题干）

患者，男性，65 岁。20 年前受寒后出现咳嗽，多咳白色泡沫样痰，此后咳嗽、咳痰不止，多为白痰，偶为黄痰，秋冬季或天气变冷时加重，经自服药或者至医院抗感染治疗后好转。10 余年前出现进行性气急，活动后加重，近半年反复出现双下肢水肿，尿量减少，本次因为严重呼吸困难入院。

30. 为明确诊断应紧急检查的 2 个项目包括（　）。
A. 血常规
B. 胃肠造影
C. CRP
D. 血气分析
E. 胸部 CTPA（CT 肺血管造影）
F. 血细胞比容

31. 患者 2 周前受寒后咳嗽、咳痰和呼吸困难较前明显加重，并有发绀，卧床休息不能缓解。急诊应尽快做的处理包括（　）。
A. 给予碳青霉烯类抗生素
B. 化痰药物
C. 肌内注射阿托品
D. 静脉推注氨茶碱
E. 吸氧
F. 雾化吸入 β 受体激动剂和/或抗胆碱能类药物

32. 动脉血气分析：pH 7.4，PaO_2 57.7mmHg，$PaCO_2$ 81.8mmHg，实际 HCO_3^- 45.0mmol/L，标准 HCO_3^- 38.7mmol/L。肺功能：FEV_1/FVC 为44.4%，FEV_1 预计值为31.9%。根据上述检查结果，应考虑的诊断是（　）。
A. Ⅰ型呼吸衰竭
B. COPDⅢ级
C. COPDⅣ级
D. 肺间质疾病
E. Ⅱ型呼吸衰竭
F. 社区获得性肺炎

33. 胸片示两肺纹理增粗、紊乱，右下肺动脉干扩张，肺动脉段明显突出，右心室增大；心电图示窦性心律，肺性 P 波，右心室扩大，不完全右束支传导阻滞，顺钟向转位；心脏彩超提示右房扩大、右心扩大、肺动脉高压。根据上述结果应考虑的疾病有（　）。
A. 肺栓塞
B. 特发性肺动脉高压
C. 肺间质病继发肺动脉高压
D. 慢性肺源性心脏病
E. 室间隔缺损
F. 社区获得性肺炎

34. 使用面罩无创机械通气纠正缺氧，但是 CO_2 潴留进行性加重，并出现重度意识障碍，血气分析 pH 7.1。目前应主要考虑的治疗有（　）。
A. 纤维支气管镜吸痰
B. 雾化吸入 β 受体激动剂
C. 肌内注射阿托品
D. 有创机械通气
E. 继续无创机械通气，提高吸氧浓度
F. 继续无创机械通气，调大潮气量

35. 经上述治疗后病情好转，痰细菌培养肺炎克雷伯杆菌，β 内酰胺酶阳性。进一步处理是应用（　）。
A. 第二代头孢类抗生素
B. 第三代头孢类抗生素
C. 大环内酯类抗生素
D. 碳青霉烯类抗生素
E. 万古霉素
F. 青霉素

（36~39 题共用题干）

患者，女性，46 岁。间断发热 3 个月，面部出现红色斑丘疹，伴全身肌肉酸痛，咳嗽。既往有甲状腺功能亢进史。查体：T 38.5℃，P 102 次/分，R 23 次/分，BP 108/78mmHg。双下肺少量湿啰音，双手背、肘关节伸面、双膝关节可见散在红色斑丘疹，伴脱屑、色素沉着，上肢肌力Ⅳ级，下肢肌力正常。

36. 为明确诊断，必要的检查项目包括（　）。
A. 血常规 + 尿常规
B. 甲状腺功能
C. 肌肉活检
D. 肌酶
E. 胸片
F. 皮肤活检

37. AST 190U/L，ALT 230U/L，CK 793U/L，CK-MB 76U/L，HDBH 645U/L，LDH 538U/L。甲状腺功能正常，X 线胸片示双下肺纹理增粗、模糊，肌肉活检示肌纤维萎缩，部分肌纤维变性，间质内未见炎性改变。患者可能的诊断为（　）。
A. 呼吸衰竭
B. 皮肌炎
C. 肺部感染
D. 系统性红斑狼疮
E. 多发性肌炎

F. 肺间质纤维化
G. 过敏性紫癜

38. 患者出现进行性呼吸困难，咳嗽加重，痰多。为明确诊断，进一步检查包括（　）。
A. 痰培养
B. 结核菌素试验
C. 胸部 HRCT
D. 超声心动图
E. 血气分析
F. 24 小时心电图
G. 痰找结核菌

39. 痰培养出鲍曼不动杆菌；血气分析 pH 7.37，低氧血症；肺 HRCT 示双肺各段小叶间隔增厚，模糊，肺实质密度增大，呈磨玻璃样改变；超声心动图未见异常。处理措施包括应用（　）。
A. 抗生素
B. 吸氧
C. 输血
D. 糖皮质激素
E. 甲状腺素
F. 乙酰半胱氨酸
G. 碳酸氢钠

（40～42 题共用题干）

患者，男性，68 岁。以反复咳嗽咳痰 20 多年，劳力性气促 5 年，加重 2 天入院。患者在 20 年前无特殊诱因逐渐出现咳嗽、咳痰，多数为白黏痰，未引起注意，咳嗽、咳痰症状持续并逐年加重。近 5 年开始出现上楼梯或快速走路时气促，休息后缓解。近 2 天无特殊诱因出现气促明显加重，伴左前胸闷痛，无发热，咳嗽、咳痰无增加。吸烟史 40 多年，平均每天 1 盒。高血压病史 5 年，不规则用药治疗。查体：体温 36.5℃，脉搏 100 次/分，呼吸 28 次/分，血压 160/92mmHg。唇舌无发绀，气管居中，呼吸稍费力，桶状胸，呼吸动度减弱，语颤减弱，叩诊过清音，肺泡呼吸音明显减弱，无干、湿啰音。心率 100 次/分，律整，心音稍低钝，无杂音。

40. 为明确诊断，应紧急检查的项目包括（　）。
A. 血常规
B. 痰病原学检查
C. 胸部 X 线检查
D. 心电图
E. 肺通气功能和支气管舒张剂吸入试验
F. 心肌酶检测

41. 检查发现左侧气胸，气胸线距离胸壁 2.5cm。进一步应采取的措施是（　）。
A. 首选单纯吸氧和观察
B. 首选胸腔穿刺抽气
C. 首选肋间插管闭式引流
D. 首选持续低负压吸引
E. 病情稳定后，进行肺扫描判断气胸的原因
F. 立即进行肺功能检查明确基础疾病

42. 该患者的气胸类型为（　）。
A. 开放性气胸
B. 自发性气胸
C. 张力性气胸
D. 原发性气胸
E. 继发性气胸
F. 特发性气胸

（43～45 题共用题干）

患者，女性，56 岁。肺心病 3 年。2 天前受凉后出现发热，咳嗽，咳黄痰，呼吸困难不能平卧。查体：明显发绀，颈静脉怒张，双肺广泛散在干湿性啰音，心率 110 次/分，三尖瓣区收缩期杂音，肝肋下 3cm，下肢

水肿。

43. 该患者病情加重的主要原因是（　）。
   A. 呼吸道感染
   B. 心动过速
   C. 严重缺氧
   D. 未坚持用洋地黄
   E. 肺功能进行降低

44. 如果患者应用利尿剂，可能发生的酸碱平衡失调是（　）。
   A. 呼吸性碱中毒
   B. 呼吸性酸中毒
   C. 呼吸性酸中毒合并代谢性酸中毒
   D. 呼吸性酸中毒合并代谢性碱中毒
   E. 代谢性碱中毒
   F. 三重酸碱平衡失调

45. 对该患者最重要的治疗措施是应用（　）。
   A. 利尿剂
   B. 强心剂
   C. 呼吸兴奋剂
   D. 有效抗生素
   E. 血管扩张剂

参考答案

一、单选题

1. A	2. A	3. E	4. A	5. A	6. A	7. D	8. A	9. C	10. E
11. A	12. A	13. B	14. D	15. B	16. E	17. E	18. B	19. E	20. B
21. D	22. E	23. B	24. A	25. B	26. C	27. C	28. B	29. B	30. A
31. A	32. C	33. B	34. B	35. C					

二、多选题

1. ACE	2. BD	3. AE	4. BCE	5. ABCDE
6. ABDE	7. BCE	8. ACDE	9. BE	10. BD
11. ABDE	12. BE	13. ABCDE	14. ACDE	15. ABCDE
16. ABCD	17. ACD	18. ABD	19. ABCE	20. ABCD

三、案例分析题

1. E	2. C	3. B	4. A	5. D
6. AB	7. ABCD	8. ABCDEF	9. F	10. AB
11. C	12. AB	13. ACE	14. D	15. E
16. D	17. E	18. E	19. D	20. B
21. ABCDEFG	22. ABCDEF	23. AD	24. ABDEF	25. BCDE
26. ABCDEF	27. BDE	28. ADE	29. ABCDE	30. DE
31. ABDEF	32. CE	33. D	34. D	35. D
36. ABCDEF	37. BCF	38. ABCDEG	39. ABDF	40. CDF
41. CE	42. BE	43. A	44. BDF	45. D

高级卫生专业技术资格考试用书
呼吸内科学模拟试卷（六）

中国协和医科大学出版社
北 京

模拟试卷（六）

一、单选题（以下每道考题有5个备选答案，请选择1个最佳答案）

1. 判断低氧血症最敏感的指标为（　）。
   A. 发绀
   B. PaO_2
   C. SaO_2
   D. 动脉血氧含量
   E. 弥散功能测定

2. 引起干性咳嗽常见的疾病是（　）。
   A. 胸膜炎
   B. 肺炎
   C. 肺结核
   D. 支气管扩张
   E. 二尖瓣狭窄

3. 确诊金黄色葡萄球菌肺炎的主要依据不包括（　）
   A. 血白细胞增加，核左移
   B. 起病急，寒战，高热，病情重
   C. 咳脓痰，肺部出现脓肿
   D. 痰和血培养阳性
   E. 咳铁锈色痰

4. 支气管扩张手术治疗的适应证包括（　）。
   A. 慢性支气管炎的病理改变
   B. 危及生命的大咯血
   C. 阻塞性通气功能障碍
   D. 肺不张
   E. 双侧弥散性、进展性支气管扩张

5. 适合危重支气管哮喘治疗的是（　）。
   A. 高 PEEP
   B. 液体通气
   C. 氦氧混合气辅助通气
   D. 俯卧位通气
   E. 体外膜肺

6. 急性肺脓肿停用抗生素的指征是（　）。
   A. 体温正常
   B. 脓腔液平消失
   C. 肺部体征消失
   D. 咳嗽咳痰消失
   E. 病灶消失，有纤维条索影

7. 下列哪一种检查可明确特发性间质性肺炎诊断（　）。
   A. 胸腔镜肺活检
   B. 高分辨率胸部 CT
   C. 支气管激发试验
   D. 胸片
   E. 支气管肺泡灌洗

8. 以下符合弥漫性泛细支气管炎特点的是（　）。
   A. 肺部可闻及 Velcro 啰音
   B. 血清冷凝集效价增高
   C. Kveim 试验阳性
   D. 上气道阻塞
   E. HIV 阳性

9. 有助于鉴别胸内结节病Ⅲ期和特发性肺间质纤维化的辅助检查是（　）。
   A. 呼吸功能
   B. 血常规及红细胞沉降率
   C. 血气分析
   D. 胸部 X 线
   E. 支气管肺泡灌洗液中细胞分类计数

10. 中央型肺癌的直接X线征象是（　）。

A. 肺门块状影
B. 肺不张
C. 阻塞性肺炎
D. 支气管狭窄或阻塞
E. 局限性肺气肿

11. 慢性阻塞性肺疾病最主要的并发症是（　）。

A. 肺源性心脏病
B. 肺肉质变
C. 肺脓肿
D. 纤维素性肺炎
E. 肺结核

12. 肺血栓栓塞症最常见的临床症状为（　）。

A. 咯血
B. 胸痛
C. 晕厥
D. 烦躁不安、惊恐，甚至濒死感
E. 呼吸困难及气促，活动后尤其明显

13. 容易形成空洞的肺癌是（　）。

A. 小细胞癌
B. 未分化癌
C. 腺癌
D. 肺泡细胞癌
E. 鳞状上皮细胞癌

14. COPD导致的Ⅱ型呼吸衰竭患者出现呼吸性酸中毒合并代谢性碱中毒，则血电解质检查有（　）。

A. 高血氯
B. 低血钙
C. 高血钠
D. 低血氯
E. 高血钙

15. 慢性肺源性心脏病右心衰竭时最可能降低的是（　）。

A. 血尿素氮
B. 血清胆红素
C. 血清葡萄糖
D. 血清钠
E. 血乳酸

16. 不是传染性非典型肺炎临床特征的是（　）。

A. 急性起病、发热、干咳、呼吸困难
B. 抗菌药物治疗无效
C. 肺部阴影
D. 胸部CT早期为晕轮征
E. 白细胞正常或下降

17. 慢性肺心病患者心力衰竭时应用利尿药的原则是（　）。

A. 宜选用作用慢的利尿药，小剂量使用
B. 宜选用作用快的利尿药，大剂量使用
C. 宜选用作用轻的利尿药，小剂量使用
D. 宜选用作用轻的利尿药，大剂量使用
E. 宜选用作用快的利尿药，小剂量使用

18. 不是结核性胸膜炎胸腔积液体征的是（　）。

A. 触觉语颤减弱
B. 气管向患侧移位
C. 气管向健侧移位
D. 叩诊实音，听诊呼吸音消失
E. 患侧胸廓饱满

19. 中年男性持续或间断痰中带血见于（　）。

A. 肺炎
B. 肺梗死
C. 肺脓肿
D. 肺癌
E. 喉炎

20. 放射治疗不能控制或改善下列哪项支气管肺癌的并发症（　）。
A. 支气管阻塞引起的呼吸困难
B. 转移性骨痛
C. 脑转移引起的颅内压升高
D. 全血细胞减少
E. 肥大性肺性骨关节病

21. 结核病最重要的传染源是（　）。
A. 慢性纤维空洞型肺结核患者
B. 血行播散型肺结核患者
C. 干酪性肺结核患者
D. 原发性肺结核患者
E. 结核球患者

22. 肾脏毒性较大的抗结核药是（　）。
A. 乙胺丁醇
B. 利福平
C. 吡嗪酰胺
D. 链霉素
E. 异烟肼

23. 耐甲氧西林金黄色葡萄球菌引起的肺炎首选抗生素是（　）。
A. 青霉素 G
B. 头孢呋辛
C. 苯唑西林
D. 万古霉素
E. 头孢唑林

24. 金属音调咳嗽常见于（　）。
A. 百日咳
B. 慢性支气管炎
C. 气管或纵隔内肿瘤
D. 支气管扩张
E. 声带炎

25. 下列哪种情况是应用碱性药物的适应证（　）。
A. 呼吸性酸中毒
B. 代谢性酸中毒
C. 动脉血气分析 $pH<7.35$
D. 动脉血气分析 HCO_3^- 下降
E. 呼吸性酸中毒合并代谢性酸中毒，$pH<7.2$

26. 以下哪项痰液标本符合做细菌培养的条件（　）。
A. 痰液涂片白细胞 >25 个/低倍视野
B. 痰液涂片鳞状上皮细胞 >10 个/低倍视野
C. 痰液涂片白细胞 >20 个/低倍视野
D. 痰液涂片鳞状上皮与白细胞之比 >1∶2.5
E. 痰液涂片鳞状上皮细胞 <25 个/低倍视野

27. 慢性阻塞性肺疾病早期的大气道功能检查表现为（　）。
A. 呼气容积减小
B. 最大通气量降低
C. 最大呼气中期流速正常
D. 潮气量减少
E. 残气量增加

28. 对过敏性支气管肺曲霉菌病（ABPA）诊断最有意义的是（　）。
A. 血 IgE 升高
B. 胸闷、气急
C. 痰中见大量嗜酸性粒细胞和曲菌菌丝
D. 肺部游走性阴影
E. 糖皮质激素治疗有效

29. 慢性呼吸衰竭失代偿期给氧的原则是（　）。
A. 氧浓度 25%～30%，氧流量 1～2L/min，间断给氧

B. 氧浓度 35%～40%，氧流量 3～4L/min，间断给氧
C. 氧浓度 35%～40%，氧流量 3～4L/min，持续给氧
D. 氧浓度 25%～30%，氧流量 1～2L/min，持续给氧
E. 以上都不是

30. 心力衰竭引起的发绀属于（ ）。
A. 混合性发绀
B. 心性混合性发绀
C. 肺性发绀
D. 缺血性周围发绀
E. 淤血性周围发绀

31. 潮式呼吸的特点是（ ）。
A. 由浅快到深慢，再由深慢到浅快
B. 由深慢到深快，再由深快到深慢
C. 由浅慢到浅快，再由浅快到浅慢
D. 由深快到深慢，再由深慢到深快
E. 由浅慢到深快，再由深快到浅慢

32. COPD 的气道阻塞肺功能主要表现为（ ）。
A. 肺活量增加
B. 支气管舒张试验阳性
C. 残气量减少
D. FEV_1/FVC 比值减少
E. FEV_1 增加

33. 血源性肺脓肿患者突感右侧胸痛，继之呼吸困难、发绀、大汗、肢冷。查体：气管左移，右侧呼吸音明显减弱。最可能发生的情况是出现（ ）。
A. 急性肺水肿
B. 气胸
C. 肺梗死
D. 右侧肺不张
E. 急性心肌梗死

34. 青年男性突然发热，体温 40℃，左肩胛下区叩诊浊，听诊闻及支气管肺泡呼吸音。血白细胞 $20 \times 10^9/L$，应诊断为（ ）。
A. 左上叶肺不张
B. 左下大叶性肺炎
C. 左下支气管扩张
D. 左侧大量胸腔积液
E. 左侧气胸

35. 患者，男性，64 岁。有吸烟史，刺激性咳嗽、咳少量白色黏液痰 3 周，咳嗽加重呈高调金属音，伴咳脓痰、发热 2 天。查体：右下肺可闻及局限性哮鸣音，杵状指（趾）(+)。WBC $15 \times 10^9/L$，N 0.85。X 线胸片示右下肺密度均匀阴影，边缘模糊。抗生素治疗 2 周后胸片示阴影无明显吸收。最可能的诊断为（ ）。
A. 肺脓肿
B. 肺结核
C. 肺炎
D. 肺癌并阻塞性肺炎
E. 支气管扩张

二、多选题（以下每道考题有 5 个备选答案，每题至少有 2 个正确答案）

1. 漏出性胸腔积液的常见病因是（ ）。
A. 肺栓塞
B. 充血性心力衰竭
C. 肝硬化
D. 恶性胸腔积液
E. 肾病综合征

2. 用糖皮质激素治疗重症哮喘的机制，下列说法正确的是（　）。
A. 抑制M胆碱能受体
B. 抑制炎症反应
C. 减少组胺形成
D. 增加β受体数量
E. 降低气道反应性

3. 哮喘中度急性发作患者用糖皮质激素和支气管舒张剂治疗仍未缓解。X线胸片双肺过度充气。导致哮喘发作不缓解的原因可能与下列哪些因素有关（　）。
A. 过敏原未清除
B. 痰栓阻塞小支气管
C. 感染未控制
D. 精神紧张
E. 足量补充液体

4. 美国风湿病协会1990年提出的韦格纳肉芽肿的诊断标准包括（　）。
A. 单神经炎或多发性神经炎
B. 痛性或无痛性口腔溃疡，脓性或血性鼻分泌物
C. 胸片示结节固定浸润病灶或空洞
D. 镜下血尿或红细胞管型尿
E. 动脉壁内或血管周围或血管外区域有肉芽肿性炎症

5. 纤维支气管镜检查的并发症有（　）。
A. 术中、术后出血
B. 气胸
C. 术后发热
D. 低氧血症
E. 喉痉挛

6. 关于原发性肺脓肿叙述正确的是（　）。
A. X线胸片上可见偏心空洞，壁厚，内壁凹凸不平
B. 好发于右上叶后段和两下叶背段
C. 可有杵状指或肥大性肺性骨关节病
D. 以厌氧菌为主的混合感染，普通细菌培养不易生长
E. 发病后10~14日咳出大量脓臭痰

7. 阻塞性睡眠呼吸暂停低通气综合征的治疗方法包括（　）。
A. CPAP
B. 戒烟、减肥、侧卧睡眠
C. 应用口腔矫治器
D. 激光和射频消融术
E. 口服硝酸异山梨酯

8. 吸气性喘鸣音见于（　）。
A. 喉气管炎症
B. 左心衰竭
C. 异物引起的上气道狭窄
D. 喉头水肿
E. 肿瘤

9. 重症肺炎的治疗措施有（　）。
A. 防止心肺及肾衰竭
B. 支持治疗
C. 应用糖皮质激素
D. 补充血容量，纠正休克
E. 选择敏感抗生素

10. 不是呼吸衰竭患者气管切开后注意事项的是（　）。
A. 不要让患者翻身
B. 保持伤口清洁
C. 可用生理盐水湿化但每天不宜多于200ml
D. 痰多时可反复吸痰
E. 抗感染治疗

11. 早期ALI/ARDS患者发生呼吸衰竭的主

要机制是（　）。
A. 阻塞性通气功能障碍
B. 限制性通气功能障碍
C. 通气/血流比值失调
D. 肺泡膜面积减少
E. 肺泡膜厚度增加

12. 有关呼吸困难的叙述正确的是（　）。
A. 肺水肿可以出现呼吸困难
B. 大量腹水导致呼吸困难
C. 支气管哮喘时常出现吸气性呼吸困难
D. 左心衰竭出现端坐呼吸
E. 大出血可以出现呼吸加快

13. 医院获得性肺炎的核心病原菌包括（　）。
A. 大肠埃希菌
B. 克雷伯杆菌
C. 铜绿假单胞菌
D. 对甲氧西林敏感的金黄色葡萄球菌
E. 耐甲氧西林的金黄色葡萄球菌

14. 下列关于继发性肺动脉高压叙述正确的是（　）。
A. 治疗以利尿为主
B. 晚期以右心功能不全为主
C. 比原发性肺动脉高压多见
D. 其基础疾病常为心脏和呼吸系统疾病
E. 早期以基础疾病的临床表现为主

15. 气胸对呼吸系统的影响包括（　）。
A. 降低肺容积、肺活量、最大通气量等
B. 降低胸廓容量
C. 使吸气肌肉的初长缩短，可产生的最大吸气压力减小
D. 导致肺通气/血流比值异常
E. 降低呼吸中枢驱动

16. 关于急性上呼吸道感染的流行病学特点，下列说法正确的是（　）。
A. 多为散发
B. 健康人群中无病毒携带者
C. 通过含有病毒的飞沫传播或污染的手、用具传播
D. 全年皆可发病，冬春季节多发
E. 感染后有交叉免疫

17. 关于肺炎链球菌肺炎患者应用肾上腺皮质激素的叙述正确的是（　）。
A. 常规使用
B. 可预防中毒性休克
C. 病情严重、毒血症明显时应用
D. 休克状态经常规治疗无效时应用
E. 未使用抗生素时使用

18. 缺氧引起红细胞增多的机制是（　）。
A. 骨髓增生活跃
B. 促红细胞生成素增多
C. 肾上腺素释放增多
D. 红细胞生成素增多
E. 缺氧与红细胞增多无关

19. 患者，男性，72 岁。主诉咳嗽，咳痰，胸部 X 线平片显示右下肺野心缘旁片状模糊影，右心缘模糊不清，侧位像可见水平裂下移，自肺门向前下方的带状致密影，可能的诊断是（　）。
A. 右中叶肺炎
B. 肺泡细胞癌
C. 右侧中心型肺癌
D. 浸润型肺结核
E. 支气管扩张并感染

20. 下列属于中枢性睡眠呼吸暂停综合征治

疗方法的是（　）。

A. 呼吸兴奋药物

B. 口腔矫治器

C. 氧疗

D. 治疗原发病

E. 辅助通气治疗

三、案例分析题（每个案例至少有3个提问，每个提问有多个备选答案，其中正确答案有1个或几个）

（1~3题共用题干）

患者，男性，45岁。白血病骨髓移植术后50天开始出现头痛、乏力、肌肉酸痛，之后出现干咳、发热，听诊两肺未闻及异常，胸片见两下肺散在少许片状和明显间质浸润阴影，血白细胞数正常，静脉滴注头孢他啶2g，2次/天。抗感染治疗5天症状未见好转，呼吸困难明显加重，胸部CT检查提示两肺浸润范围较前明显增加，累及多个肺叶段，均以间质浸润为主。

1. 最可能的诊断是（　）。

A. 细菌性肺炎

B. 肺血栓栓塞症

C. 巨细胞病毒肺炎

D. 肺结核

E. 宿主抗排异物反应

2. 对该患者可采取的进一步检查是（　）。

A. 痰细菌培养

B. 血液D–二聚体检查

C. PPD试验

D. 外周血淋巴细胞pp65阳性细胞检测

E. 肺CT检查

3. 检查结果提示pp65抗原阳性，该患者最常用的治疗药物是（　）。

A. 更昔洛韦

B. 利福平

C. 异烟肼

D. 复方新诺明

E. 亚胺培南西司他丁

（4~6题共用题干）

患者，男性，58岁。慢性咳嗽史10年，咳少量黏痰，活动后气急4年。查体：口唇无发绀，桶状胸，两肺呼吸音减弱，无干、湿啰音。X线胸片示双肺透亮度增加，双肺纹理稀少，心影狭长。临床诊断为肺气肿。

4. 该患者临床分型应考虑（　）。

A. 小叶中央型

B. 全小叶型

C. 支气管炎型（紫肿型）

D. 肺气肿型（红喘型）

E. 混合型

5. 血气分析示：PaO_2 42mmHg，$PaCO_2$ 83mmHg，pH 7.23。可能的诊断（　）。

A. Ⅰ型呼吸衰竭

B. Ⅱ型呼吸衰竭

C. 呼吸性酸中毒

D. 代谢性酸中毒

E. 呼吸性碱中毒

F. 代谢性碱中毒

6. 患者的实验室检查不出现（　）。

A. 残气量增加

B. FEV_1降低

C. 血细胞比容 $<45\%$

D. 静息时PaO_2显著降低

E. 晚期$PaCO_2$升高

（7~12题共用题干）

患者，男性，30岁，以反复发作性喘

息6年，再发3天就诊。查体：患者神志清楚，呼吸急促，呼吸频率24次/分，双肺可闻及以呼气相为主哮鸣音。心率110次/分，律齐，无杂音。

7. 首先考虑的诊断是（　）。
   A. 支气管扩张
   B. 支气管哮喘
   C. 慢性支气管炎急性发作
   D. 阻塞性肺气肿
   E. 过敏性肺泡炎
   F. 慢性阻塞性肺疾病

8. 支持该诊断的是（　）。
   A. 吸入支气管舒张剂后，$FEV_1/FVC<70\%$
   B. 吸入支气管舒张剂后，FEV_1较用药前增加12%或以上，且绝对值增加200ml或以上
   C. 吸入支气管舒张剂后，PEF较用药前增加60L/min
   D. PEF昼夜变异率≥20%
   E. 用力肺活量增加
   F. 肺总量减少

9. 可行下列哪些检查评价患者病情严重程度（　）。
   A. 支气管激发试验
   B. 皮肤过敏原测试
   C. 呼气峰流速测定
   D. 脉率
   E. 动脉血气分析
   F. 心电图

10. 下列属于缓解患者喘息症状，不属于控制患者病情的药物有（　）。
   A. 沙丁胺醇
   B. 异丙托溴铵
   C. 布地奈德
   D. 孟鲁司特
   E. 氨茶碱
   F. 酮替芬

11. 若应用足量解痉平喘药和糖皮质激素等治疗2天，病情仍无好转，患者呼吸浅快，神志不清，PaO_2 50mmHg，$PaCO_2$ 80mmHg。应采取的救助措施为（　）。
   A. 高浓度吸氧
   B. 应用呼吸兴奋剂
   C. 纠正水电解质和酸碱平衡紊乱
   D. 联合应用广谱抗生素
   E. 气管插管机械通气
   F. 静推纳洛酮促进苏醒

12. 经过上述治疗后，患者病情好转，神志转清，氧饱和度维持在96%以上，病程中出现发热，气道脓性分泌物增多，床旁X线胸片示右肺斑片影，患者可能有下列哪种并发症存在（　）。
   A. 急性肺水肿
   B. 纵隔气肿
   C. 呼吸机相关性肺炎
   D. 胸腔积液
   E. 右肺不张
   F. 急性肺栓塞

（13~17题共用题干）

患者，男性，28岁。2周前右脚受伤划破皮肤未予注意，因3天前出现高热、皮肤有淤点就诊。血压80/50mmHg，X线摄片肺实质未见明显病变。诊断败血症、感染性休克，经积极治疗血压仍不平稳，并出现气急，呼吸空气时PaO_2 45mmHg。

13. 该患者肺部并发症首先考虑是（　）。
   A. 血源性肺脓肿
   B. 呼吸衰竭
   C. 循环衰竭
   D. 急性呼吸窘迫综合征（ARDS）

E. 肺梗死
F. 支气管痉挛

14. 引起 ARDS 严重低氧血症和呼吸窘迫的主要病理改变为（　）。
A. 通气功能降低
B. 肺内分流
C. 弥散功能障碍
D. 氧耗量增加
E. 支气管痉挛
F. 肺顺应性降低

15. 以下哪项指标是诊断 ARDS 的必要条件（　）。
A. 血氧饱和度
B. pH 值
C. 动脉血氧分压
D. 氧合指数
E. 肺泡-动脉氧分压差
F. 动脉血二氧化碳分压

16. 患者氧合指数≤200，ARDS 诊断成立。抢救措施包括（　）。
A. 加强抗感染，纠正休克
B. 调节机体液体平衡
C. 机械通气纠正缺氧
D. 持续气道正压（CAPA）呼吸
E. 呼气末正压通气（PEEP）
F. PEEP 压力不宜超过 +15cmH_2O

17. 患者病情进展，则 X 线胸部摄片最可能的典型征象是（　）。
A. 双肺弥漫性毛玻璃样改变或肺泡浸润
B. 双侧肺门“蝴蝶样”阴影
C. 心脏扩大伴肺门血管阴影加深
D. 肺纹理加深和肺透亮度增加
E. 局部性肺实变
F. 肺叶实变

（18~21 题共用题干）

患者，男性，65 岁。吸烟史 40 年，近半年来咳嗽，痰中带血丝，近 3 个月出现声音嘶哑。查体：右锁骨上窝触及一约 2cm × 2cm 的肿大淋巴结，质硬，无压痛。

18. 初步诊断可能为（　）。
A. 喉返神经损伤
B. 咽喉炎
C. 小叶性肺炎
D. 肺癌
E. 肺结核
F. 大叶性肺炎

19. 为进一步明确诊断，患者应做的检查是（　）。
A. X 线胸片
B. 喉镜检查
C. 血 ADA
D. 结核菌素试验
E. 血常规

20. 如果 X 线胸片提示：肺门部发现一 2.5cm × 2cm 边缘毛糙、类圆形阴影，进一步确诊需做的检查是（　）。
A. 胸部 CT
B. 纤维支气管镜 + 病理学检查
C. 血 ADA
D. AO 血培养
E. 痰涂片查找抗酸杆菌

21. 如果确诊为肺癌，且未见远处转移，治疗原则为（　）。
A. 化疗与放疗联合
B. 待病变局限再行处理
C. 手术切除

D. 中医中药
E. 对症处理

（22~25 题共用题干）

患者，男性，33 岁。颜面部出现疖肿 2 周，近 3 天出现高热，咳嗽，咯血痰，脓性痰少量。查体：双肺散在干、湿啰音。WBC 27×10^9/L，中性粒细胞 0.92。

22. 为确定诊断急需做的检查是（　）。
A. 胸部 X 线片
B. 肝功能
C. 肾功能
D. 放射性核素肺扫描
E. 纤维支气管镜

23. 此患者胸片示右肺下叶背段大片状阴影，考虑诊断（　）。
A. 肺脓肿
B. 肺结核
C. 肺癌
D. 支气管扩张
E. 肺炎

24. 治疗 3 天后复查胸片：右肺下叶背段大片状阴影内可见液平面空洞，考虑感染哪种致病菌（　）。
A. 肺炎链球菌
B. 化脓性链球菌
C. 金黄色葡萄球菌
D. 肺炎克雷伯菌
E. 大肠埃希菌

25. 该患者应选用的抗生素是（　）。
A. 链霉素
B. 氟康唑
C. 甲硝唑
D. 万古霉素
E. 克林霉素

（26~28 题共用题干）

患者，男性，50 岁。咳嗽、咳痰史 10 多年，每年持续 3 个月以上，活动后气急 2 年，病情加重 3 天并出现呼吸困难。查体：双肺叩诊过清音，听诊双肺干、湿啰音。心率 130 次/分，双下肢中度水肿。

26. 该患者的诊断应考虑（　）。
A. 肺炎
B. 单纯性慢性支气管炎、肺气肿急性发作
C. 支气管哮喘、肺气肿
D. 喘息性慢性支气管炎急性发作
E. 慢性肺源性心脏病

27. 患者出现发热，体温 39.0℃。为明确诊断应做下列哪项检查（　）。
A. 胸部 X 线摄片
B. 痰细菌学检查
C. 肺功能测定
D. 血常规检查
E. 血肝、肾功能检查
F. 心脏超声

28. 胸片示右肺中叶大片状实变影，血常规示 WBC 14.2×10^9/L，N 0.84，心脏超声示右室流出道 31mm。诊断考虑（　）。
A. 单纯性慢性支气管炎急性发作、肺气肿
B. 肺炎
C. 肺栓塞
D. 慢性肺源性心脏病
E. 心源性哮喘
F. 肺癌

（29~31 题共用题干）

患者，女性，28 岁。午后发热、咳嗽、

咳痰、痰中带血、食欲下降、乏力2个月，有肺结核接触史。查体：听诊肩胛区有湿啰音，红细胞沉降率60mm/h，X线胸片示双上肺斑点状阴影，痰分枝杆菌阳性。

29. 最可能的诊断是（ ）。
A. 肺癌
B. 肺脓肿
C. 支气管扩张
D. 非典型肺炎
E. 浸润性肺结核

30. 初治涂阳肺结核强化期和巩固期各需要多长时间（ ）。
A. 强化期3个月，巩固期1个月
B. 强化期2个月，巩固期4个月
C. 强化期6个月，巩固期4个月
D. 强化期12个月，巩固期6个月
E. 强化期12个月，巩固期10个月

31. 初治涂阳肺结核强化期用药首选（ ）。
A. 异烟肼、利福平、吡嗪酰胺、乙胺丁醇
B. 异烟肼、乙胺丁醇、丙硫异烟胺
C. 利福平、对氨基水杨酸钠
D. 卡那霉素、链霉素、异烟肼
E. 链霉素、乙胺丁醇

（32~34题共用题干）

患者，男性，36岁。3年前因夜间睡眠时打鼾伴呼吸暂停及日间嗜睡被诊断为阻塞性睡眠呼吸暂停低通气综合征，即行UPPP（腭垂腭咽成形术），术后鼾声降低，日间嗜睡程度减轻。术后未行任何检查和相关治疗。2年来，日间嗜睡再次加重，且重于手术前，睡眠中有胸部不适及憋气感，诊断为高血压和冠心病并进行相关治疗。

32. 患者经过UPPP治疗后日间嗜睡再次加重的原因是（ ）。
A. 发生了脑供血不足
B. 患有发作性睡病
C. 患者体重增加
D. 患者咽部发生肿物
E. 阻塞性睡眠呼吸暂停低通气综合征术后复发和加重

33. 结合病例，对UPPP手术疗效的正确认识和评价是（ ）。
A. 鼾声降低或消失即为治愈阻塞性睡眠呼吸暂停低通气综合征
B. UPPP手术治疗一劳永逸，可永久地治愈阻塞性睡眠呼吸暂停低通气综合征
C. UPPP手术后患者的随访是不必要的
D. 因为做过UPPP手术，患者的高血压和冠心病与阻塞性睡眠呼吸暂停低通气综合征合并症无关
E. UPPP手术可解决部分患者的阻塞性睡眠呼吸暂停低通气综合征，术后应复查多导睡眠监测以确定手术的实际疗效，判断是否需要进一步治疗

34. 对UPPP手术后症状再次加重患者的处理措施为（ ）。
A. 再次行不同阻塞部位的手术
B. 再次UPPP手术
C. 不管什么原因，采用CPAP治疗
D. 检查患者上气道解剖学狭窄的部位和程度，复查多导睡眠监测，综合患者情况确定适合的治疗方案
E. 减肥

（35~38题共用题干）

患者，男性，36岁。突发左上腹疼痛6小时，伴头晕、出冷汗，无恶心、呕吐。查体：T 38.5℃，P 120次/分，R 28次/分，

BP 110/70mmHg。左下肺呼吸音消失，腹软，左上腹轻压痛。心电图出现 $S_IQ_{III}T_{III}$征。

35. 诊断考虑的疾病为（ ）。
A. 急性胰腺炎
B. 急性心肌炎
C. 急性心肌梗死
D. 急性胃炎
E. 急性肺血栓栓塞症
F. 左侧胸膜炎

36. 患者持续疼痛，血气分析 PaO_2 70mmHg，$PaCO_2$ 30mmHg，心脏超声示右心室扩大。为明确诊断应紧急检查的项目包括（ ）。
A. 血常规
B. 胃肠造影
C. CT 肺动脉造影（CTPA）
D. X 线胸片
E. 腹部平片
F. 心肌酶

37. 患者血压 85/60mmHg，血浆 D–二聚体 2324mg/dl；CTPA 示双肺多发充盈缺损。应首选的治疗方案是（ ）。
A. 使用多巴胺升高血压
B. 低分子肝素抗凝
C. rt–PA 50mg 溶栓
D. 哌替啶镇痛
E. 吸氧
F. 补液

38. 患者经治疗后腹痛好转，血压恢复正常，但有咳嗽及血痰，体温 38℃。应采取的主要治疗措施为（ ）。
A. 使用止血药物
B. 低分子肝素继续抗凝，然后过渡到口服华法林
C. 吸氧
D. 补液
E. 抗生素静脉点滴
F. 口服阿司匹林

（39~41 题共用题干）

患者，男性，64 岁。慢性咳嗽 20 年，进行性加重气急 3 年。近年来自理生活亦有困难。1 小时前于 2 次剧烈的打喷嚏后感气急加重伴左侧胸痛来急诊。查体见患者神志模糊，显著呼吸困难和发绀。两肺呼吸音普遍降低，肺底闻及细湿啰音。心音低，心率 120 次/分。

39. 患者入院后需要做哪些辅助诊断（ ）。
A. 心电图
B. 胸部 CT
C. 胸片
D. 血气分析
E. 肺通气/灌注扫描
F. 肺功能

40. 胸片检查示左侧气胸，肺压缩 50%，心电图未见异常。需要哪些积极处理措施（ ）。
A. 高流量吸氧
B. 低流量吸氧
C. 呼吸机治疗
D. 胸腔插管持续负压引流排气
E. 保守治疗
F. 胸腔插管正压排气

41. 若家属不同意胸腔插管持续负压引流排气，要求胸腔穿刺排气，对于气胸穿刺排气正确的叙述是（ ）。
A. 气胸穿刺排气每次不超过 800ml
B. 气胸穿刺排气每次不超过 1000ml
C. 气胸穿刺排气每次不超过 600ml
D. 每日或隔日一次穿刺
E. 每隔 2 日穿刺
F. 多选择患侧胸部锁骨中线第 2 肋间为

穿刺点

(42~45 题共用题干)

患者，女性，36 岁。因反复发热 1 个月伴咳嗽入院。病初有流涕、咽痛，继之发热，体温 38℃，伴全身不适。咳嗽无痰，无咯血，呈不规则热型。血白细胞计数 9.1×10^9/L，中性粒细胞 0.75。X 线显示两下肺段片状浸润。既往体健。曾应用过 β 内酰胺类、大环内酯、喹诺酮类、氨基糖苷类，病情无改善。入院体检无阳性发现。

42. 进一步完善检查项目应包括（　）。
   A. 超敏 C-反应蛋白（hsCRP）
   B. 红细胞沉降率
   C. 抗中性粒细胞胞质抗体（ANCA）
   D. 抗核抗体
   E. 结核菌素皮肤试验
   F. 胸部 CT

43. CT 显示两肺后基底段斑片状浸润并见支气管充气征。进一步重点检查是（　）。
   A. 胸部磁共振显影（MRI）
   B. 痰找病理细胞
   C. 血嗜酸性粒细胞绝对计数
   D. 经支气管肺活检
   E. 腹部 CT 了解有无腹腔淋巴结肿大
   F. PET 扫描

44. 纤维支气管镜检查支气管通畅；肺活检病理显示肺泡腔内炎性细胞浸润，以单核细胞为主，部分成簇团样分布，肺间质增厚伴少量纤维化。诊断肉芽肿性炎症可能，因组织太少，难以肯定。重复 CT 检查，左下叶后基底段病灶有明显吸收，而左上叶出现新的浸润灶。其诊断考虑（　）。
   A. 过敏性肺炎
   B. 隐源性机化性肺炎
   C. 过敏性支气管肺曲菌病
   D. 肺淋巴瘤
   E. 肺结核病
   F. 支气管肺炎

45. 此时患者体温自行下降已平稳 3 天，痰病理细胞检查仅一次见可疑癌细胞。进一步检查应是（　）。
   A. 试验性抗肿瘤化疗
   B. 剖胸肺活检
   C. CT 引导下经皮肺活检
   D. 超声引导下肺活检
   E. 重复纤维支气管镜经支气管肺活检
   F. 胸腔镜肺活检

参考答案

一、单选题

1. B	2. A	3. E	4. B	5. C	6. E	7. A	8. B	9. E	10. A
11. A	12. E	13. E	14. D	15. D	16. D	17. C	18. B	19. D	20. D
21. A	22. D	23. D	24. C	25. E	26. A	27. C	28. C	29. D	30. A
31. E	32. D	33. B	34. B	35. D					

二、多选题

1. BCE	2. BCDE	3. ABCD	4. BCDE	5. ABCDE
6. BCDE	7. ABCD	8. ACDE	9. ABCDE	10. AC
11. CE	12. ABDE	13. ABD	14. BCDE	15. ACD
16. ACD	17. CD	18. BD	19. CE	20. ACDE

三、案例分析题

1. C	2. D	3. A	4. D	5. BC
6. C	7. B	8. BCDE	9. CDE	10. ABE
11. E	12. C	13. D	14. BCF	15. D
16. ABCEF	17. A	18. D	19. A	20. B
21. A	22. A	23. ABE	24. C	25. D
26. ABE	27. ABCDF	28. ABD	29. E	30. B
31. A	32. E	33. E	34. D	35. E
36. C	37. C	38. B	39. ACD	40. BD
41. BDF	42. ABCDEF	43. BD	44. ABCE	45. BCDEF